ボケ、のち晴れ

認知症の人とうまいこと生きるコツ

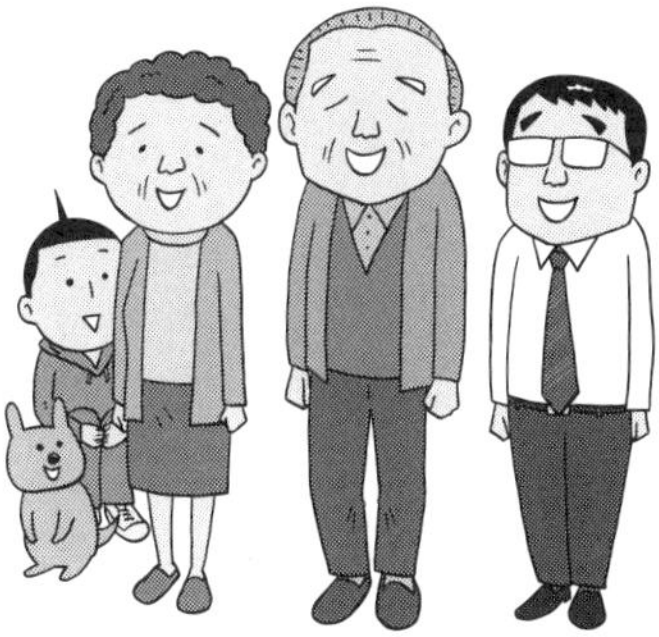

川畑 智 著

脳神経内科医
内野勝行 監修
中川いさみ マンガ

アスコム

この本の監修者からのまえがき

認知症の人の尊厳を守り みんなの笑顔を咲かせるために

脳神経内科医・内野勝行

「いいんですよ、忘れたって。大切な記憶は、奥のほうにちゃんとしまってありますからね」

私は物忘れ外来で、「また忘れちゃった……」と落ち込んでいる認知症の方に、このようにお伝えしています。

別に、忘れたくて忘れているわけではないのに、どんどんわからなくなるという怖さや、わからなくなって、家族や子どもたちに迷惑をかけるのではないかという不安など、みなさん、たくさん悩みをお話ししてくださいます。

だから私は、診察のとき、ご本人の前では、認知症という言葉は絶対に使わないようにしています。その代わり「いやなことは、覚えなくてよくなったんですよ」とお伝えするようにしています。

現在、認知症についてはまだまだ偏った情報が多いです。

外来をやっていて、本当に薬物治療などが必要な方は、ほんの一握り。

ほとんどの方は、環境の整備や見守りで変わらぬ生活を送られています。

逆に、薬の副作用のせいで周辺症状が悪化したり、「認知症だから、なにもわからないんだ」と言われ続け、本当に認知症になったりしてしまう方も、たくさんいらっしゃいます。

認知症の治療に必要なのは、薬よりも、家族や周りの人たちの病気への理解と、支える気持ち。

その2つにほかなりません。

私が認知症を専門に選んだ理由は、祖母のことがあったからです。

とても社交的で、世話焼きで、畑仕事も習い事もして、ずっと動いている姿しか見たことがありませんでした。


祖母の異変に私が気づいたのは、まだ医学生のときです。

いつも、なにかあるとお祝いで炊いてくれる赤飯の食用油に、髪の毛や肌に使う椿油《つばきあぶら》をかけていたのです。

そのときは「勘違いかな？」と思ったのですが、どんどん症状は進みました。

夜中に私の部屋のタンスをずっとひっかきまわしたり、アルバイトから遅く帰ると、私がいなくなったと相談を受けた警察が家にいたりしたこともありました。

でも、認知症には取りつくろいという症状があり、周りから見たら、とても明るく、変わらずに社交的で、ちょっとおっちょこちょいなおばあちゃんなのです。

しかし、さらに症状は進み、幻視や妄想が出始め、そのストレスからか、祖父も昼からお酒を飲むようになりました。

私が研修医になったある日、祖母がお風呂で亡くなったと連絡が来たとき、正直、悲しさよりもホッとしてしまった自分がいたことを、覚えています。

私はそのときに誓いました。

「認知症でその人の尊厳を失わせてはいけない」と。

川畑智先生の『ボケ、のち晴れ』は、まさに認知症の方や、そのご家族へ、青空を運んできてくれる本です。

まずは知ること、そして、プロに任せたり、誰かを頼ったりするということ。

医療監修をさせていただいたこの本が、たくさんの方の晴れ晴れとした笑顔を咲かせてくれることを確信しております。

認知症の人に起こること
～アルツハイマー型認知症の場合～

認知症になると、どうなるのか？　アルツハイマー型認知症の症状を7段階に分類した「FAST」と呼ばれる指標をもとに、見ていきましょう。

段階1

健康な状態

段階2

物の置き忘れ 人の名前が 出てこない

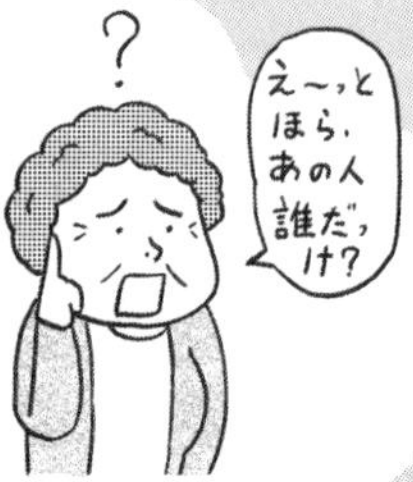
?
え～っと
ほら、
あの人
誰だっけ？

年相応の老化現象としても同じような症状が出ます。

段階3

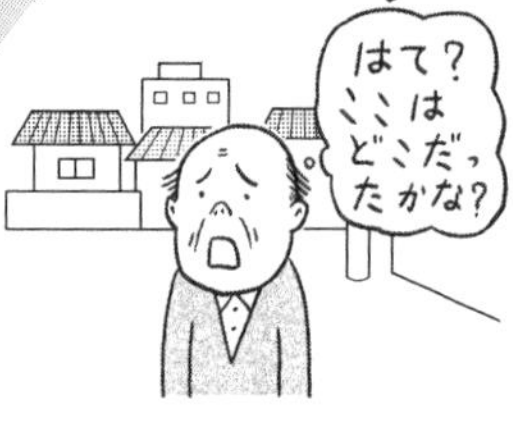
はて？
ここは
どこだったかな？

場所が苦手になる 家事が苦手になる

新しい場所に出かけるとわからなくなったり、料理や洗い物などが苦手になったりします。

段階4
（軽度）

計算の苦手 物盗られ妄想

日常生活はまだ送れているけれど、明らかな脳の衰えがあらわれ始めます。

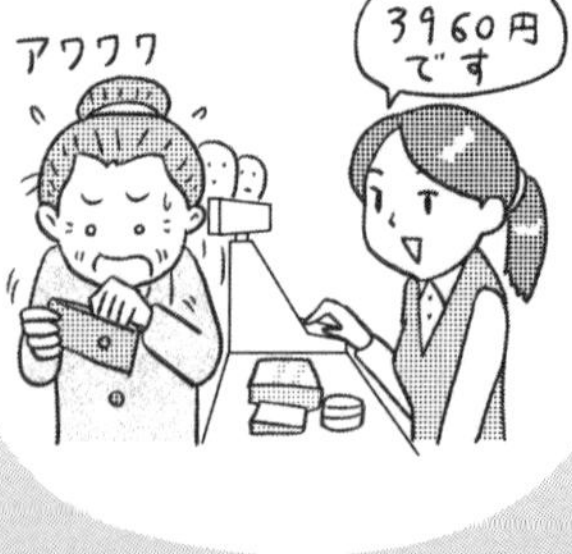
アワワワ
3960円
です

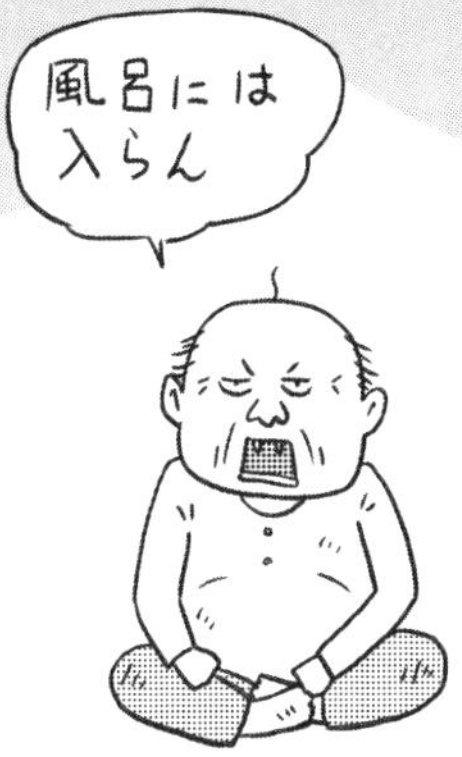

段階5
（中等度）

入浴拒否
無気力・無関心

お風呂を拒否し始め、衛生面でも問題が。気力も衰え、無関心になってきます。

段階6
（やや重度）

服が着られない
トイレの失敗

認知症の後期に近づくと、トイレの失敗や着衣の問題が起きてきます。

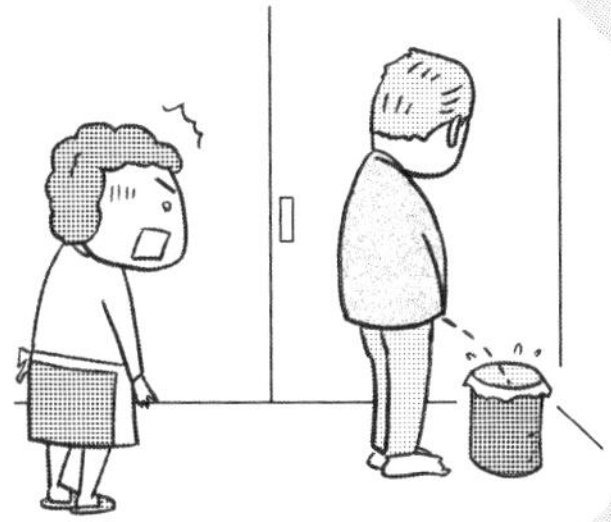

段階7
（重度）

言葉の不明瞭
笑う能力の喪失

発する言葉が聞き取れなくなり、最後に笑顔が失われていきます。

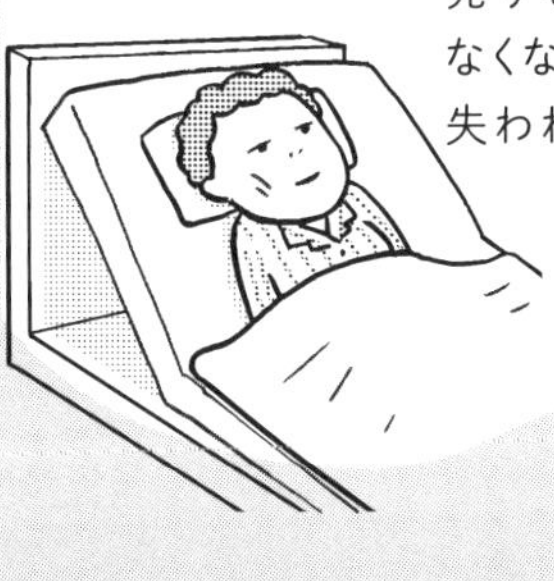

段階3までは、MCI（軽度認知障害）と呼ばれる、認知症に移行する前の段階。日常生活に支障はないけれど、「あれ？ ちょっとおかしいぞ」ということが増えていきます。「軽度」「中等度」「やや重度」を経て、「重度」の段階7まで、人は笑うことができます。

はじめに

家族が認知症に！ 曇り空の日々に差す「晴れ」の日のつくり方

ある日、80歳で認知症の藤田さんが、入居先の施設でこんなことを言いました。

「私は、頭がパーになったのよ。仕方のなか……」

認知症になると、自信を失い、自虐的な言葉を口にすることがよくあります。

「そんなことないですよ」「大丈夫ですよ」

そんなふうに返すのもいいけれど、もっとこう、一気に藤田さんの心を明るくできるような切り返しはないものか？

そう考えた私は一計を案じ、

「藤田さんはパーですか……じゃあ、私はチョキでも出そうかな？」

大して面白くもないダジャレだけど、
神妙なムードが一変する一発逆転。
藤田さんは大笑い。
つられて私も大笑い。
どんよりと曇り模様だった空気が、一気に晴れ渡った瞬間です。

とにかく
笑いをつくる
（38ページ）

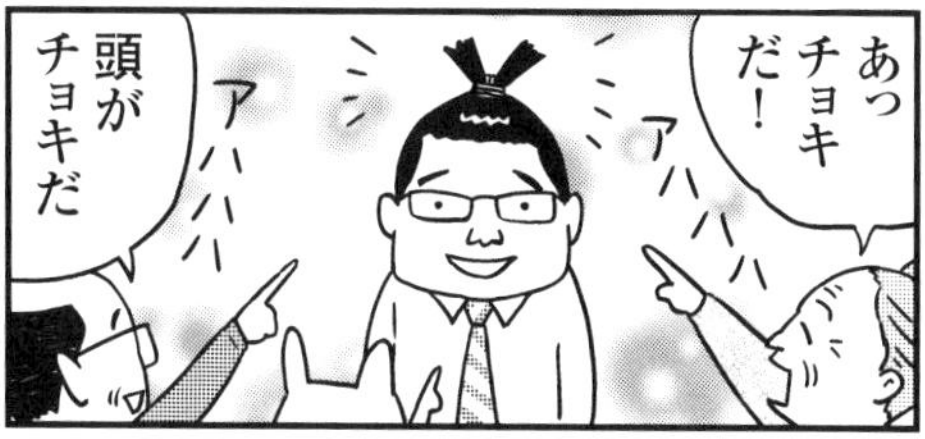

認知症の症状は、お天気と同じで、晴れたり曇ったり。
思うようにいかず、本人も介護する人も、お互いにずっしりと重たい「曇り」になってしまう日もあります。

でも、ふとした瞬間に理解が進み、心が通じ合う「晴れ」の瞬間もあります。
では、**どうすればそんな「晴れ」の日を増やすことができるのか？**
それがこの本のテーマです。

家族が認知症になったとき、ほとんどの人の頭に最初に浮かぶのが、「本当に認知症なの？」という疑問。

認知症も初期の段階なら、「あれ？　ちょっとおかしいぞ」と感じる程度で、日常生活にそれほど支障はありません。

「単に年のせいでは？」「昔から忘れっぽかったし」

ようは、安易に認めたくないわけです。

ところが、少しずつ「記憶の苦手」が増えてきて、「場所の苦手」を感じるようになる。

「置き忘れ」や「しまい忘れ」のせいで生活の不便さを感じるようになる。

若い頃は得意だった読み書きや計算だって、おっくうになってくる。

それでもご家族は、頼りがいがあり、はつらつとしていた姿が脳裏に焼きついていますから、今、目の前で起きている現実との折り合いがつけられません。

つい、きつい言い方をしてしまったり、軽くあしらいながら、「しっかりして」「ちゃんとして」と言ったりしてしまう。

家族も本人も、「この先、どうなっていくんだろう?」という不安ばかり大きくなってくる。

これが、認知症の人とそのご家族の暮らしが分厚い雲で覆われてしまう、とてもよくあるケースです。

「晴れ」をつくるために大切なのは、

これからなにが起きるのか?
なぜそれが起きるのか?
そんなとき、どうすればいいのか?

この3つをあらかじめ知っておくことです。

知っておけば、心の準備ができます。いざそのときに対応ができ、「どうにか

愛情に
賞味期限はない
（32ページ）

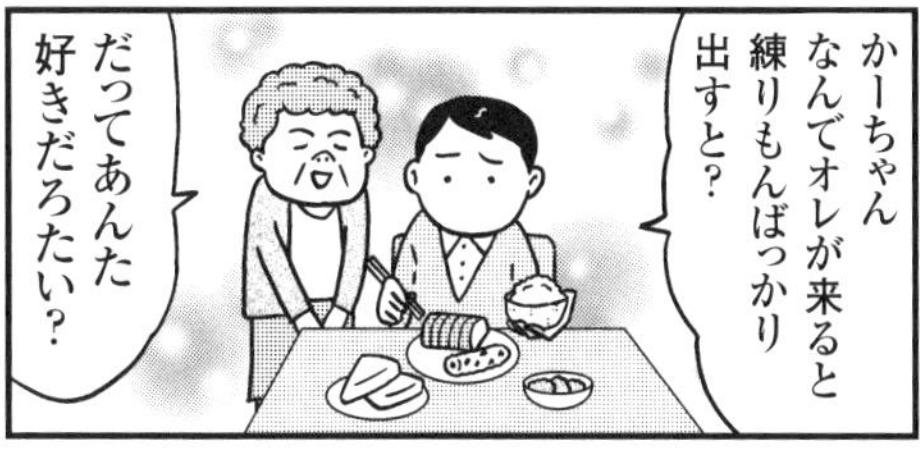
かーちゃん
なんでオレが来ると
練りもんばっかり
出すと?
だってあんた
好きだろたい?

なるさ」「まあいいか」と思えてきます。日々の介護の中で心が通じ合う瞬間が増え、ほっこりと温かくなり、大笑いできるようになります。

そんな晴れ間をつくるための考え方や方法を、この本でたくさん紹介します。

すべてを無理に実践しなくても構いません。「これならできそう」「やってみたい」と思うものから試してみてください。

ごあいさつが遅れましたね。私は、理学療法士の川畑《かわばた》智《さとし》といいます。

理学療法士とは、わかりやすく言えば、リハビリの専門職。以前は病院に勤務していましたが、今は地元・熊本県を中心に、認知症の人も安心して活躍できるまちづくりを目指し、行政と連携して活動しています。

ほかにも、病院・介護施設の運営や、職員の知識向上のためのアドバイスや定期巡回をしたり、患者さんやご家族に向けて、認知症への学びやケアなどに関する講演を年間200〜250回くらい実施したりもしています。

必要とあらば、飛行機や新幹線でどこへでも足を運びますし、最近はオンラインという便利なツールのおかげで、朝は北海道、昼は沖縄といったように、全国いろんな地域の方たちと交流する機会が増えました。

テレビやラジオなど、メディアでお話しさせていただくこともよくあります。


さて、私の活動の紹介はこのくらいにして、本題に戻りましょう。


「認知症になると、なにもわからなくなる」と思っている人が、結構います。

じつは、理学療法士になりたての頃の私もそうでした。


何度も同じことを言うし、部屋からリハビリ室までの道順もわからない。

トイレに連れていっても、便座に座ったまま動かない。

ゼンマイが切れたのか、頭の中が停電したのか、それとも頭と体をつなぐギアが壊れてしまったのか……。

いつもできないわけじゃないから、なおのこと不思議に感じたし、こっちを試そうとわざとそう言っているのではないか？　そう演じているのではないか？とさえ勘ぐってしまう自分がいたことを、今では恥ずかしく思います。

81歳の鈴木さんに、認知機能のテストをしていたときのことです。
「ここはどこですか？」という私の問いかけに、まったく反応してくれません。
私は、思わず身を乗り出し、車いすに座る鈴木さんのヒザにトントンと合図を送りながら、何度も「ここは、どこですか⁉」「ここです！」と聞き直しました。

するとと鈴木さんは

「ここは、ヒザ！」

と答えたのです。

返す言葉に詰まりました。
だって、あながち不正解とは言えませんよね。
私の手は、はっきり鈴木さんのヒザの上に置かれていたのですから。

そうか、認知症といっても、なにもかもわからないわけではないのか――

どんよりと曇っていた私の心に、
一筋の光が差し、晴れ間が見えた瞬間です。

そうして視点を変えてみると、
「この人、珍しい見方、面白い視点で見ているな」とか「わかっていないと思っていたけれど、すごく真っ当なことを教えてくれるな」と気づかされる場面が増えていきます。
どんどん心に「晴れ」が広がっていきます。

その人の「事実」を否定しない（72ページ）

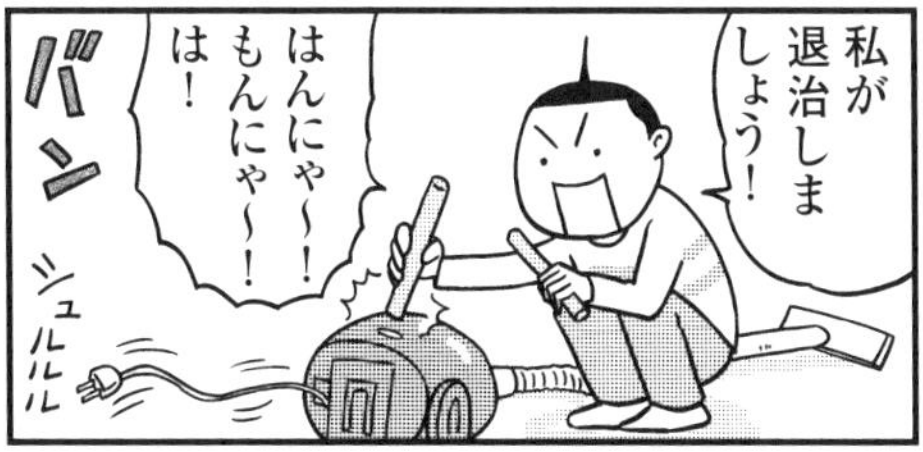
私が退治しましょう！
はんにゃ～！もんにゃ～！は！
バン
シュルルル

そう。**認知症の人って、こっちが勝手に決めつけている以上に、いろんなことをわかっているん**です。


そのことを、できるだけ多くの人に知ってもらいたい。

その思いから、私は病院という枠を飛び出し、認知症の人の心の中への理解もふまえたケアを広める活動に身を投じるようになりました。

あのときの「ヒザ！」という答えがなければ、私は今でも、人の思いに寄り添えない、未熟な理学療法士のままだったかもしれません。

本当に人生って、なにがきっかけで、どこでどう変わるかわかりません。


じつは、私のじいちゃんも認知症でした。

じいちゃんは宮崎県に代々続くみかん農家の生まれで、日向夏《ひゅうがなつ》という宮崎特産のみかんを始めたのは、じいちゃんの一族なんです。そんなわけで、宮崎ではちょっとした有名人だったじいちゃんは、私の自慢でもありました。

認知症になってからも、めがねを額にかけたまま「めがねめがね……」と探し回る姿は、どこか愛らしくて、さながら往年の漫才師・横山やすし師匠のよう。それでも晩年はかなり症状が進み、ばあちゃんの葬式のときには、自分の妻のこともわからなくなってしまっていたほどです。

大変だったのは、事あるごとに呼び出され、じいちゃんのお世話を続けた、娘である私の母です。

先日、母にじいちゃんとのいい思い出があるか聞いたら、「大変だった思い出ならあるけど……、細かいことは覚えていないわ」と言うんです。じいちゃんの葬式のときには、大泣きするかと思ったけど、それまでが大変すぎて、思うほど涙が出なかった。「ホッとした部分もあった」と。

昔は、介護は自宅の中で、家族だけで行うことが当然でした。「痴呆症」と呼ばれていた頃は、世間の目を避ける風潮もありました。

でも、今はそんな時代ではありません。

介護保険などの制度も、人材も設備も、一昔前より格段に進歩しています。

認知症と診断されたみなさん、そしてご家族のみなさん。

どうか、頑張りすぎないでください。

誰かを頼りましょう。

「誰か」とは、家族や親せき、自治体や国、制度、「認知症カフェ」などで出会う、同じ思いを共有できる人たちなど、あなた以外のすべてです。

そのための方法も、この本にはたくさん書いています。

それと、**なにより大切なのは、「笑う」こと。**

242ページには、最後の症状として、「笑う能力の喪失」

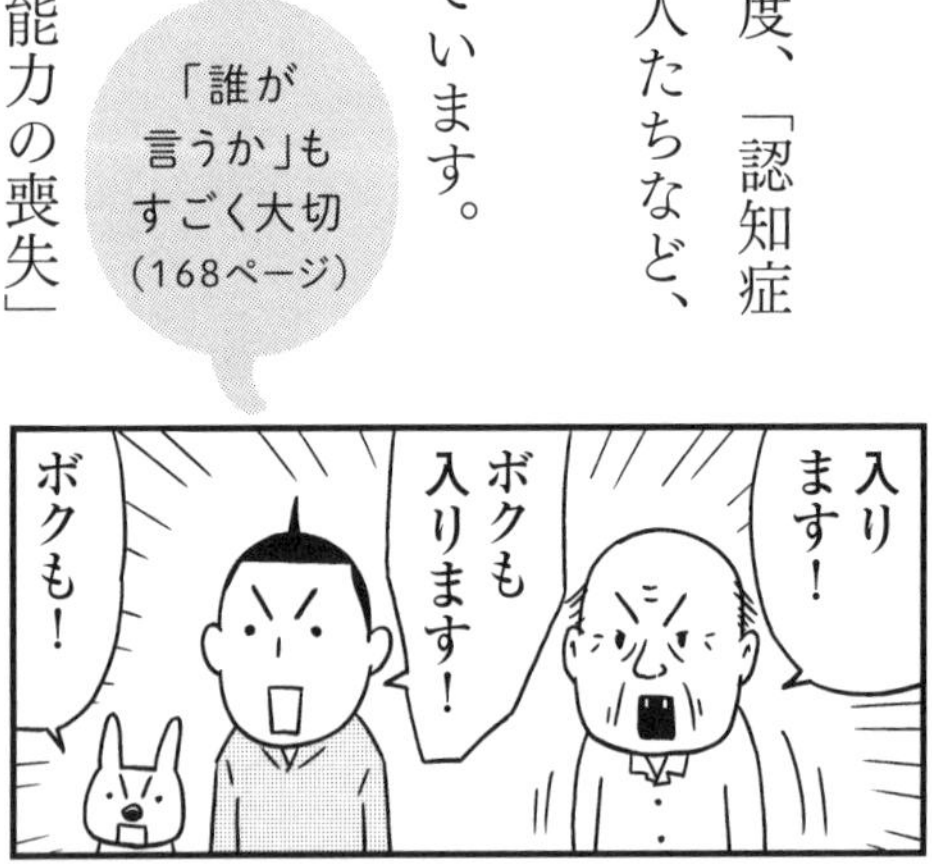

「誰が言うか」もすごく大切（168ページ）
入ります！
ボクも入ります！
ボクも！

と書かれていますよね。

そう。さまざまな能力や機能を失ったあとに、本当の最期、昏睡状態になる直前まで残されている機能が「笑う」ことなんです。


私が誰より笑ってほしいのは、認知症の家族を支えるあなたです。


「笑うなんてとてもとても……」と思うかもしれません。

コツは、0か100かではなく、毎日の変化の波に気づく視点を持つことです。

その日によって起こる、小さな波の違い。

昨日はわかりやすかったり、今日は伝わりにくかったり。


そうしていくうちに、今まで意識していなかった、大切なことが見えてきます。

その人の人生史、本当に大切していること、好きなもの、妙なこだわりや、ちょっとした欠点。そして、あなたや家族をどれだけ愛しているのか……。

それを知ることこそが、**認知症介護の中に差す光、すなわち「晴れ」**なのだと、私は思っています。

そういえば、前にこんなことがありました。

その日は、認知症で72歳の岡田さんの定期的な認知機能のチェックを行ったのですが、思った以上に症状が進んでいます。

それを察してか、ご主人の顔も、曇り空。

私は励ましの意味も込めて、ご主人に「こんな日もありますよ、でも、優しく支えてあげてくださいね」と言いました。

すると、なんと岡田さんご自身が、

「あなたっ！　ちゃんと支えなさいよ！」

と、ご主人に向かっておっしゃったのです。

支えられる本人が、「支えなさいよ！」なんて、おかしな話ですよね。

でもご主人は、だんだんコミュニケーションが難しくなっていく奥さんの口から急に飛び出した言葉に、苦笑いしながらも胸を熱くされている様子でした。

「支えるよ！」と叫び返すご主人に、

「任せたわよ！」と畳みかける岡田さん。


それから私とご主人は、お互いの顔を見合わせて、思わず笑みがあふれました。

ご主人は笑いながら、目には涙があふれんばかりでした。

お二人のその掛け合いは、深い愛情の中に、どこかおかしさがあり、今でもじんわりと私の心を温めてくれます。

曇っていたはずの日に、さわやかな晴れ間が訪れた瞬間でした。

1枚の
写真が招く
温かい時間
（277ページ）

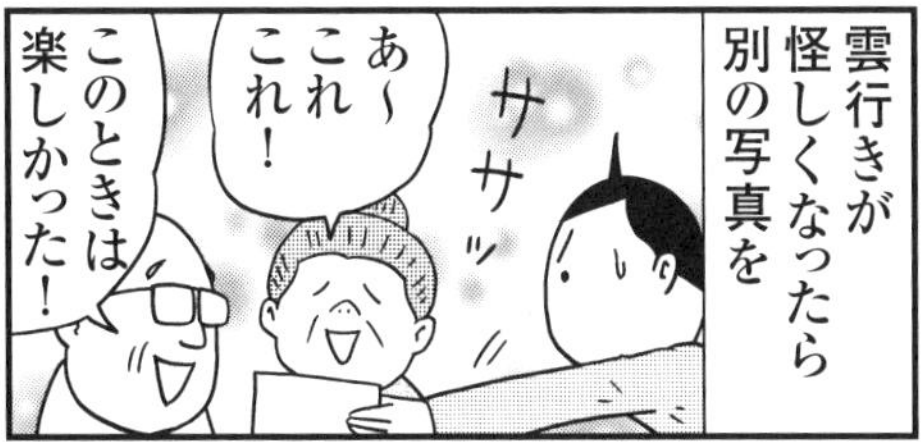
雲行きが
怪しくなったら
別の写真を
ササッ
あ〜
これ
これ！
このときは
楽しかった！

この日の記憶は、いつか岡田さんがいなくなった後も、ずっと、ご主人の心を温め続ける「晴れ」になるでしょう。

この本のタイトルは『ボケ、のち晴れ』。

そう、「のち晴れ」という言葉には、介護をしている最中だけでなく、さよならした後もずっと続く「晴れ」という意味も込めています。

この本に仮名で登場する認知症の人とそのご家族のエピソードは、すべて、私が実際に経験したものです。

そのいくつかは、すでにあなたと、あなたの大切な人が経験したことかもしれませんし、これから経験することかもしれません。

それでは、始めましょう。

目次

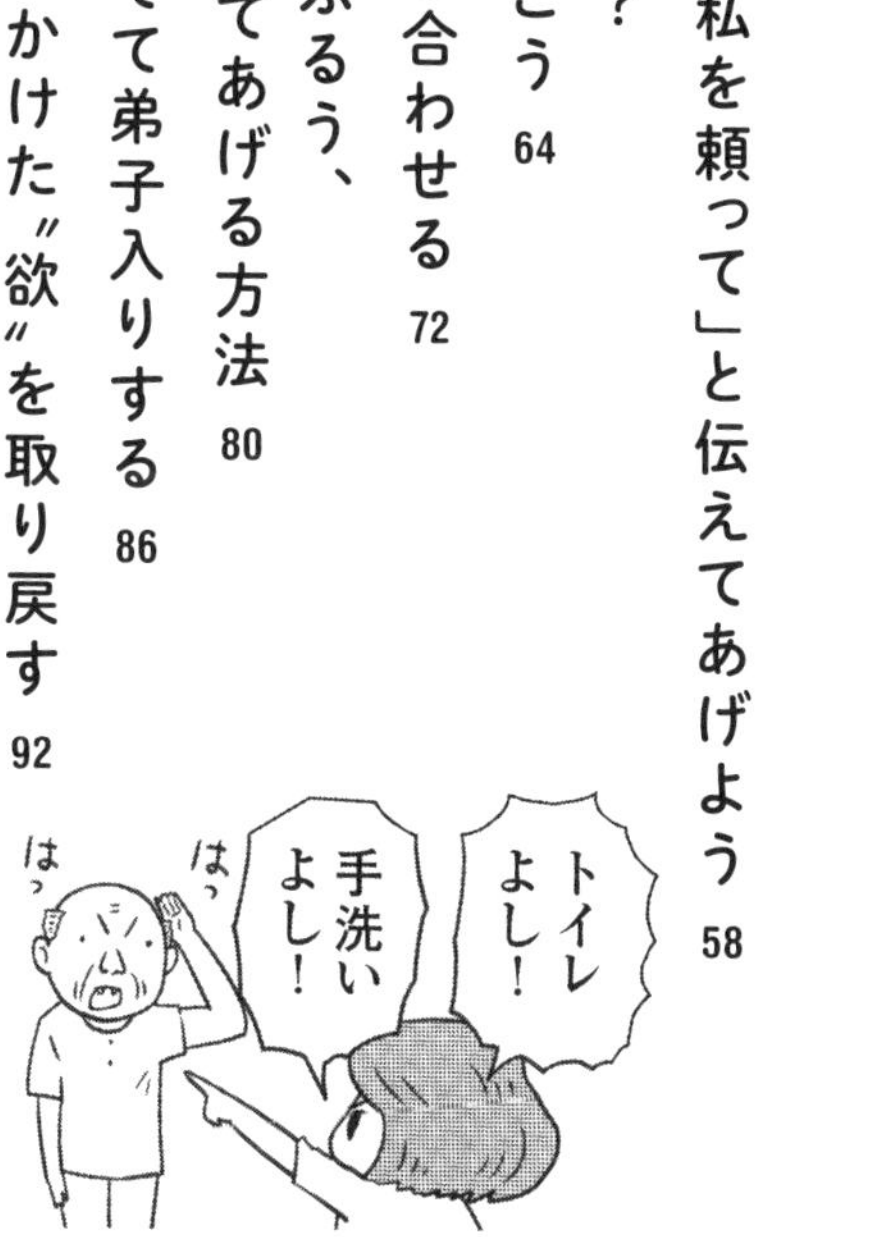

トイレよし！
手洗いよし！
はっ
はっ

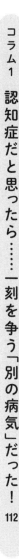

第2章 晴れ間が広がる伝え方と接し方

ちょっとしたコツがあります

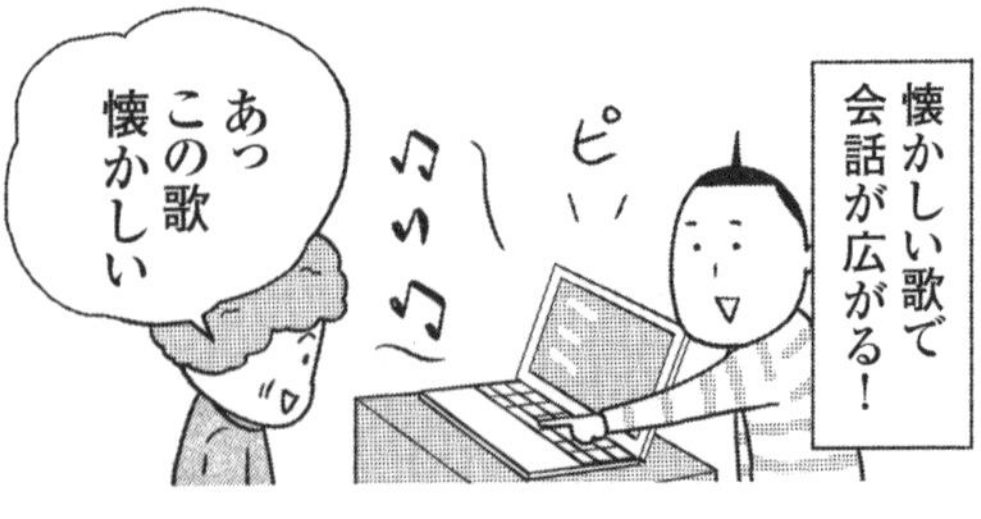

第3章 不安も怖さも備えがあれば消えていく

備えておけば、受け止められます

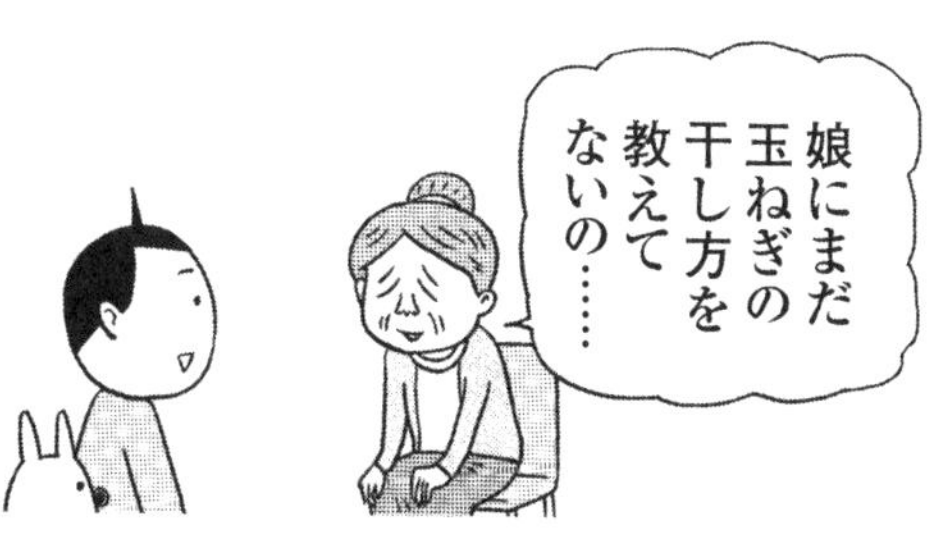

娘にまだ玉ねぎの干し方を教えてないの……

第1章

認知症の人の心の中の覗き方

「晴れ」のヒントはそこにあります

ついさっきのことを忘れたり、
同じものを何度も買ったり、
見えないものを見えると言ったり――
でも、本人は、いつだって一生懸命です。

認知症の人の「心の中」を覗いてみれば、
そこにある思いに気づき、
ふいに日が差してきます。

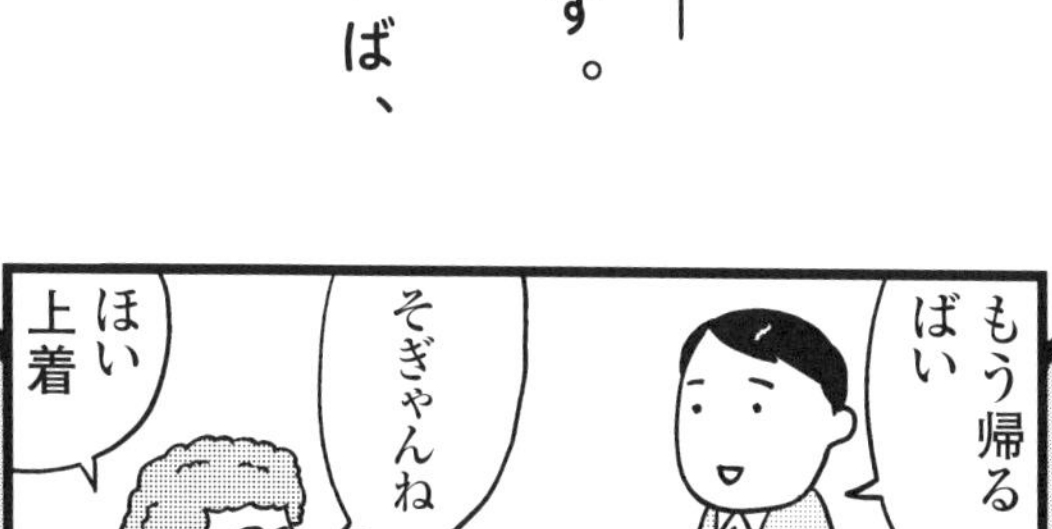

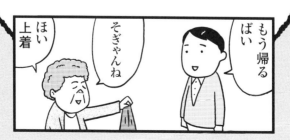

同じものを何度も買ってしまう。その背景にある思いに目を向けよう

かまぼこと愛情の賞味期限

「そうか、オレのために買《こ》うてきたとですね……」

50代の山本さんは、そう言って私の前で泣き崩れました。

山本さんのお母さんは、そのとき80代。

同じものを何度も買ってしまうなど、物忘れの症状が目立ってきたため、息子の山本さんと一緒に私の教室を訪ねてくれました。

そこで、簡易的に認知機能を測れる「ブレイン・チェック」を試してみたところ、認知症の疑いがあるという結果になったのです。

認知症になると、記憶をつかさどる脳の海馬の衰えから記憶障害が起きます。なにを買ったかわからなくなったり、あいまいになったりして、同じ食材や食品で冷蔵庫がいっぱいになることがよくあります。

「同じものを買う」といっても、買うものは人それぞれ。卵や牛乳、ヨーグルトなど食品ばかりを買ってくる方もいますし、トイレットペーパーや石鹸などの日用品ばかりを買ってくる方もいます。

山本さんのお母さんが決まって買ってくるものは、魚の練りものでした。

山本さんはすでに実家を離れていて、お母さんは一人暮らしです。山本さんは仕事が忙しく、お母さんの様子を見に行けるのは、月に1度程度。帰省して**冷蔵庫を開けるたび、かまぼこやちくわ、つみれなどの練りものがいくつも入っていて、しかも前見たときよりも増えている……。**

そのうえ、奥のほうには、すでに大幅に賞味期限が切れているものもあり、どうしたものかと不安になった山本さん。2週間に1度くらいの頻度で実家に顔を出すよう頑張り、電話の回数も増やすように努力をしていました。

そんな中で、決定的だったのが、刺身事件だったといいます。

冷蔵庫の中で見た刺身の盛り合わせが、2週間ものあいだまったく手をつけられずにそのまま入っていたにもかかわらず、さらにまた新しい盛り合わせパックを購入して冷蔵庫に入れていたとのことでした。

見た目にもすでに傷みが進んでいた刺身を見て、山本さんは思わず、お母さんを責めてしまったそうです。

「なんで食い終わっとらんとに、同じもんば買《こ》うてくると?」

「ムダにして、もったいないなか！」

決して消えない幸せな記憶

そのときお母さんは、うつむいたまま、

「あんたが来ると思って、買《こ》うたったたい」

と小さな声で答えたといいます。

それを聞いた私は、山本さんに「もしかして、練りものや刺身は、山本さんの子どもの頃からの好物だったのではありませんか？」と尋ねました。

すると山本さんはハッとして、「たしかに、子どもんときから、練りもんとか刺身とか食いよったです……」と答えたのです。そして刺身の盛り合わせは、お客さんが来たときや、毎年家族でお正月に食べるのが恒例だったと教えてくれました。それから、冒頭に書いたように、山本さんは泣き崩れたのでした。

お母さんは、自分が食べるために練りものや刺身を買ったのではありません。

お母さんは、自分が買ったことは忘れても、幼い山本さんが、かまぼこやちく

わやつみれといった練りものをおいしそうに食べていたことや、お正月にみんなで刺身の盛り合わせを食べた、家族の幸せな時間は覚えていたのです。

いつ帰ってきてもいいようにと、買い物に行くたびに毎回練りものを買い、2週間刺身に手をつけないまま、息子のことを思い、冷蔵庫で保存してくれていたお母さんがそこにいたのです。

かまぼこに賞味期限はあっても、愛情に賞味期限はありません。

現実問題としては、買い物の日を決めて、買い物リストを一緒につくり、買い物の前には冷蔵庫の中を一緒に片づけるなどの対応が必要かもしれません。

でも、不可解で奇抜に見える行動には、理由がある場合があります。

認知症になった家族にイラッとし、思わず責めてしまいそうになったら、一度落ち着いて、「なぜそうしたのか？」に思いを馳《は》せてみてください。

その背景にある認知症の人の思いに触れると、沈みがちだった暗い気持ちがほっこりと温かくなり、一気に晴れ上がることがあります。

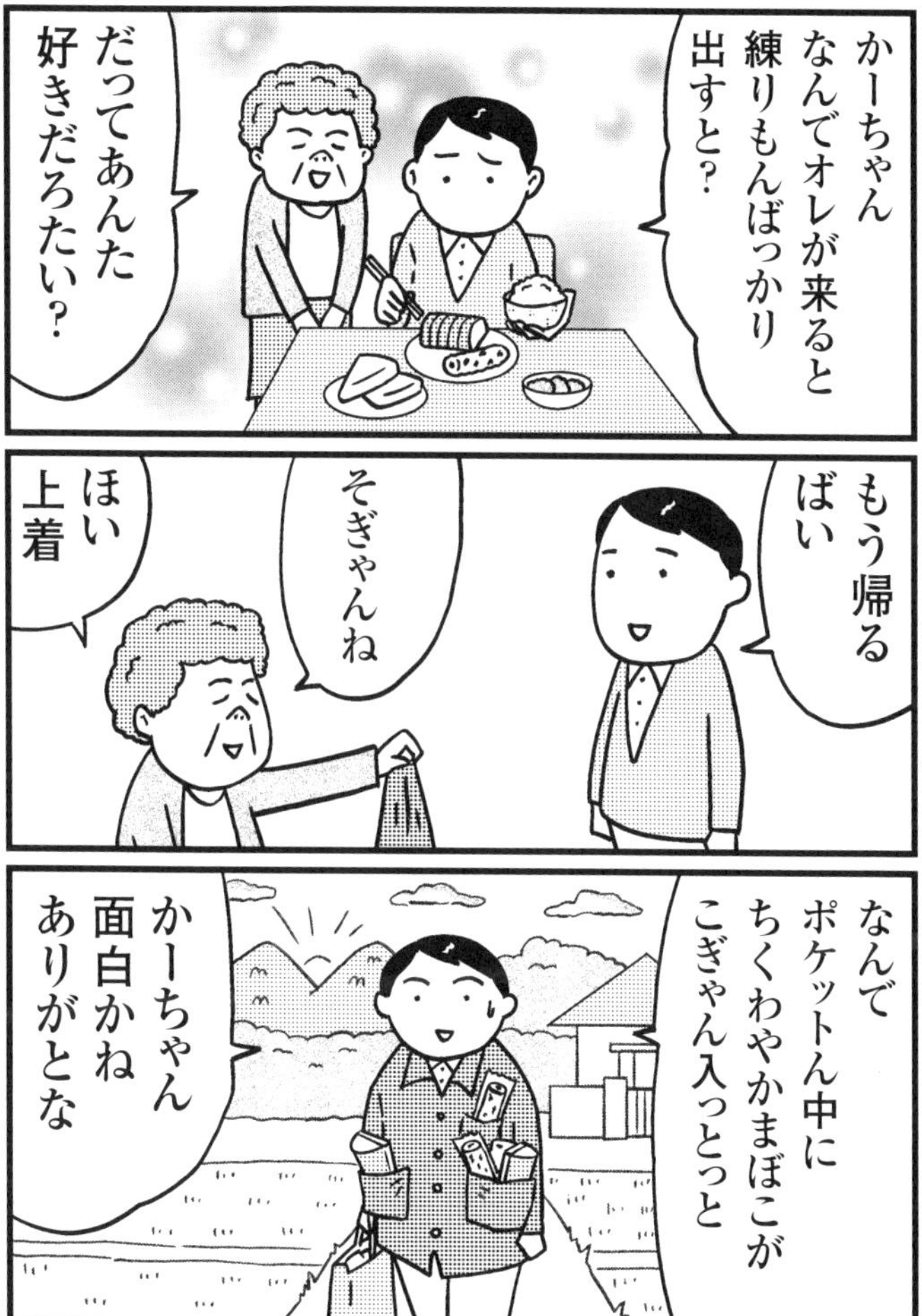
かーちゃん
なんでオレが来ると
練りもんばっかり
出すと？
だってあんた
好きだろたい？
もう帰る
ばい
そぎゃんね
ほい
上着
なんで
ポケットん中に
ちくわやかまぼこが
こぎゃん入っとっと
かーちゃん
面白かね
ありがとな

沈んだ気持ちを「晴れ」にするのはボケとツッコミ

それができるのは家族だけ

覚えたことを忘れ、忘れていたことを指摘され、頑張って覚えようとしても、うまくいかない。家族にはあきれられ、ときには叱られる——。

そんな不安を抱える80歳の藤田さんは、ある日私にこんなことを言いました。

「じゃんけんのパーと一緒。頭がパーだけん、しょうがなかね」

認知症になると、「私、バカになっちゃった」「あんぽんたんだから」など、自虐的な表現をする方が結構います。私も一瞬、どう切り返すか迷ったのですが、

「藤田さんはパーですか……じゃあ、私はチョキを出しますね」
と言うと、これに藤田さんは大笑い。私もつられて大笑い。

意味のある情報を交換しているわけでもなく、**「ノリ」で言葉が交わされているだけ。**でもその場の雰囲気は、どっと一緒に笑ったことで、明るく、前向きにまとまります。**自分の言葉を否定せずに受け止め、面白おかしく返してくれた普通の会話がうれしいという感覚は、認知症の有無は問わないのです。**

冗談でもいいので、とにかく笑いをどんどんつくっていく。
これは、あらゆるシーンで使える大切な鉄則です。

こんなケースもあります。
お茶をペットボトルで飲んでいた77歳の松村さんに、移動の際、職員が「私が持ちましょう」と申し出ました。

しかし私は、「松村さん、自分で持たなきゃ飲まれちゃいますよ」と言って止めに入りました。すると、移動が終わったあと、松村さんは笑いながら、「親切な職員さんがせっかく言ってくれたのに、この人ったら『自分で持て』って言うのよ！」と言います。

そこで私は冗談で、こう切り返しました。

「いやいや、松村さん！　私は『お年寄りでも、動ける間はどんどん使え』って習った気がします！」

その場にいた7～8人全員で大爆笑。「そうだそうだ、生きているうちは動かなきゃ！」ということで、話はうまくまとまりました。

もちろん、その人との関係性や距離感を考慮しなければなりませんが、冗談話で笑いが生まれ、うつうつとした気持ちに晴れ間があらわれ、「楽しいひとときだった」「いつまでも元気で過ごしたい」と、前向きな気持ちになれるのです。

「愛のあるツッコミ」は家族にしかできない

普段はとてもほがらかな、認知症の井上さん（81歳）。明るい性格とはいえ、生活の中で記憶の苦手を強く感じるようになった自分と向き合うのは、精神的にこたえるといいます。

話をしていると、「若っかときは、ピシャッとできとったばってん、たいぎゃあ苦手になったばい……」と本音を漏らし、ときに涙を流されることも。

このような、わずかな刺激で感情があふれてしまい、自覚しても抑えることができない状態を、医学的には「感情失禁」と呼びます。

感情失禁に対しては、**本人と同じ態度、表情で接する**のが基本です。私も顔をしかめて、「そうですか。苦手を感じるんですね……」とアプローチします。

そこに、ご本人以上に明るい性格の奥さんが入ってきました。

そして、あいさつもつかの間、さらっとこう言ったのです。

「ばってん、あんた。今始まったことじゃなかばい。若いときから、よう忘れよったもん！　だけん、なにも変わらんと。支え合って生きていけばよかと」

とたんに空気がパッと明るく晴れ上がりました。井上さんも「また、お前ばバカ話ばっかりして」と言い返しながらも笑っています。

正直、こうした切り返し（あるいはツッコミ）は、私たち専門職にはなかなか発せない言葉です。**ご家族だからこそ、奥さんはそれをわかっていて、あえて「雨模様」のままくよくよ終わらせないように言ってくださった**のでしょう。

その機転の良さは、反対に私たちが学ばなければならないところでもあります。

「晴れ」を呼ぶ切り返し術

記憶の喪失だけでなく、認知症になると失敗が増えていきます。

そこで叱ったり、あきらめたりせずに、**余計な力が抜けるような前向きな笑い**

を交ぜ、ネガティブな雰囲気を変えるちょっとした工夫をしてみてください。

たとえば、「ご飯を食べたか覚えてない」と言う方に、「食べたか／食べないか」ではなく、「なにをお腹いっぱい食べたいですか?」と切り返す。

こうすることで、本人の好物の話や、過去に行った旅行の話、若いときに仕事を頑張った話に話題が移っていき、「ご飯を食べていない」ということ自体を忘れさせ、楽しい会話の時間を過ごせることがあります。

また、ボタンやチャックを閉められずに、うまく服が着られない方の場合。

わざと自分もチャックを下ろして、「あらっ、私もチャックが開いていました」と笑いながら言うことがあります。

同じ立場を演出した後に動きを見せながら、「こうやって閉めるといいですね」と、チャックやボタンの動作を解決する。

すると、**「自分だけじゃない、この人も一緒だ」という安心感を与えられます。**

最後に、究極の例をひとつ。

井上さんが、「もう死にたい。いつ死んでもいい」とおっしゃったとき、私はあえてこう言ってみました。

「井上さん！　この世とも今生の別れ。私と一緒に心中ですね」

それも芝居がかった、大げさなリアクション。これも、奥さんに学んだ話術です。思わぬ反応に面食らったのか、井上さんは、「いやいや、あんたが死ぬことはなかたい！」と笑顔になりました。「そう、井上さんも死ぬことはなかです！」。

思いも寄らぬ、予測を超えたメッセージが飛んでくると、人はつい笑ってしまいます。医学の本には載っていないけれど、**明るく、お茶目に、ときには自虐的な芝居も交ぜながら笑わせてみてください。**真っ暗闇に、想像していなかった一筋の光が差すときがあります。もちろん笑うことで、あなたもうれしくなります。

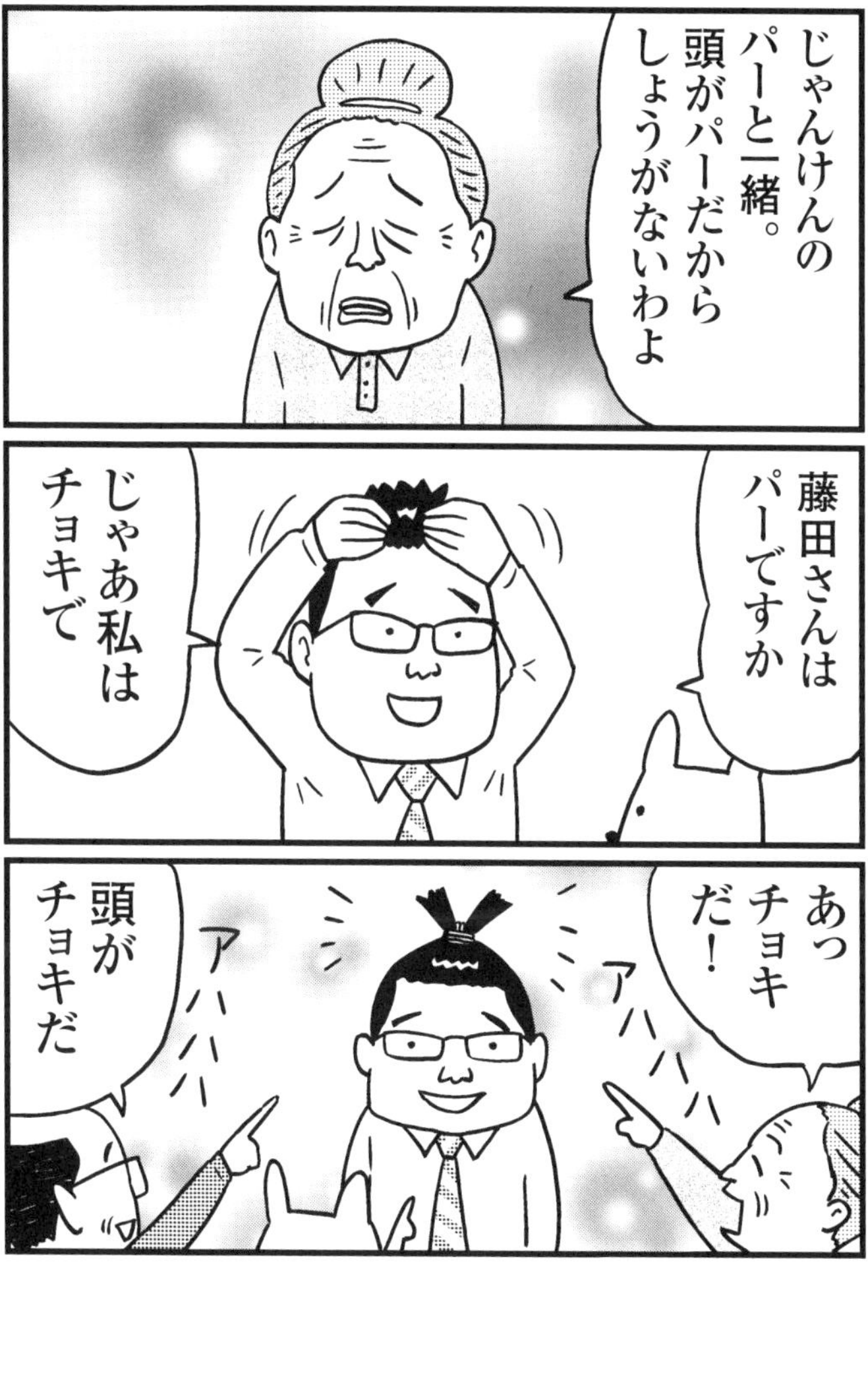
じゃんけんのパーと一緒。頭がパーだからしょうがないわよ
藤田さんはパーですか
じゃあ私はチョキで
あっチョキだ!
アハハハ
アハハハ
頭がチョキだ

その人の「自分史」を紐《ひも》解《と》くと、「晴れ」のヒントが見えてくる

それでは部屋に、発車オーライ！

♪ちょうちょう～、ちょうちょう～、菜の葉にとまれ～

かつて保育園だった建物の中で、私が、不慣れなオルガンを一本指で弾いて歌っています。

その後ろで見守っているのは、当時80代だった中岡さん。

もうご主人の顔も認識できないほど認知症が進んでおり、普段ならデイサービスに来るやいなやウトウトと眠ってしまうはずなのに、その日は真剣な表情で、うんうんとうなずいていました。

これは症状の悪化を止められるかもしれない——。中岡さんの反応を見てそう

思った私は、日を置いて何度か同じことを繰り返しました。

すると、めったに口を開かない中岡さんが、こう言ったのです。

「あなた、上手ね」

認知症が進み、コミュニケーションが難しくなると、介護は一段と厳しさを増していきます。でも、その壁を破るヒントが、誰にでもあります。

それは、**「自分史」**。

かつての職業など、その方が歩いてきた人生の中にヒントを求めると、「過去の記憶」と結びついて脳が働き出すことがあります。

中岡さんはすでに中等度を超えた認知症です。ご主人が自宅で介護をされていましたが、まだ現役で仕事をされていたため、昼間は一人でした。

中岡さんはトイレの動作の手順をうまく理解できなくなり、便を触ってしまう

「弄便《ろうべん》」などの症状が見られるようになっていました。

そこで、ひとまず昼間は私の関わっていたデイサービスを利用するようになったのですが、想像以上に体の動きが悪く、来所されるやいなやウトウトと眠ってしまう「傾眠《けいみん》」という意識障害の傾向も見られました。

このままでは、中岡さんの症状はどんどん進んでいくに違いない。

なにか、心に刺激を与え、動かせるヒントはないか——。

そこで知ったのが、中岡さんは長年保育士を務め、最後は園長先生だったという「自分史」です。

保育園の先生なら、オルガンはお手のもののはず。最初は、私が弾くことで、中岡さんご自身がオルガンに手を伸ばさないかと期待していました。

でも中岡さんは、黙って私を見ているだけ。

それでも私が、週に2回、3回と中岡さんの前でオルガンを弾き続けたのは、中岡さんが私を見て、ニコニコとうなずいてくれていたからです。

集中力を切らさず、傾眠の症状も見られません。

そしてあるとき、前のページで書いたように、ふと私を褒めてくれたのです。

私は確信しました。

中岡さんは、一生懸命オルガンと格闘している私のつたない音を聴き、かつて園児たちと接していたような感覚で、私を見守ってくださっているのだと。

その後数年は、中岡さんの症状は大きく悪化することはありませんでした。

「トイレよし！」指差し確認で晴れ間が差す

こんな話もあります。

佐藤さん（78歳）は、グループホームで特定の女性職員の胸を触ってしまうことが繰り返しありました。職員も疾患や症状を理解していないわけではないのです

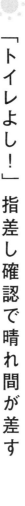

が、繰り返されると不快に感じ、入居者との距離ができ、無意識のうちに声かけの遅れなど、ケアの質が低下しがちです。

認知症の場合、こうした行為は痴漢などの犯罪行為ではなく、「性的逸脱行為」と呼びます。**前頭葉の一番前にある「前頭極」という部分の機能が低下してしまうことで、自制心を保つことが難しくなってしまう**のです。

佐藤さんが胸を触るのは、決まって夜中にトイレに行ったあとでした。幼い頃、夜中に目が覚めたときに、お母さんがトントンしながら寝かせてくれたのがうれしかったように、誰かが寄り添ってくれると安心できたのでしょう。その職員を、母親と誤解していたのかもしれません。

こうしたケースでは、一般的には「水などを飲ませて落ち着かせる」「日中の活動を増やし、早めの就寝につなげる」「同性介護で異性との関わりを減らす」などが有効とされています。

ただ、私はどうにかして、職員が不快に感じずに佐藤さんと接することができるようにしたいと考えました。

そして、**佐藤さんが長年バスの運転士をしていたことを思い出した**のです。

バスの運転士といえば、「右よし、左よし！」「発車よし！」など、つねに指差し確認が大切だったはず。そこで、普段からなにか行動を起こしたり、区切りをつけるたびに、指差し確認をするようにうながすと、自身の行動に意識が向かい、冷静に判断できるようになることに気づきました。

お茶を飲んだら「お茶よし！」、なにかを片づけたら「片づけよし！」という具合に確認を入れると、うまく次の行動に誘導できるのです。

私はこれを、夜中にも応用することにしました。

「トイレよし！　手洗いもよし！　ですね。もう1時ですから寝ますよ。それでは部屋に、発車オーライ！」

それ以来、佐藤さんは夜中のトイレからすんなりと自分の部屋に戻るようになり、「性的逸脱行為」も落ち着きを見せたのです。

こうした、長年の経験で本人の頭や体に刻まれている記憶を**「手続き記憶」**と呼びます。たとえば、料理の包丁さばきに代表される作業も同じです。

実際に食材を切らせたら、若い職員よりも認知症の方のほうがずっと上手だったりすることも珍しくありません。

手続き記憶を呼び起こし、生活に取り入れながら、できることをしてもらうと、本人にも**「人の役に立てている」**という意識が生まれ、お互いが晴れ渡ります。


ぜひ、**ご本人の「自分史」を探って、大切な思い出を掘り起こしてみてください。**その人が背負ってきた歴史に、思わぬエピソードが隠されていたり、本人の人間性をつくってきた大切な考え方が反映されていたりもします。

家では見せてこなかった一面を新しく知ることで、自分の知らなかったその人の人生に思いを馳せる。

それは、大切な家族に対して、尊敬の念を取り戻すことにもつながります。

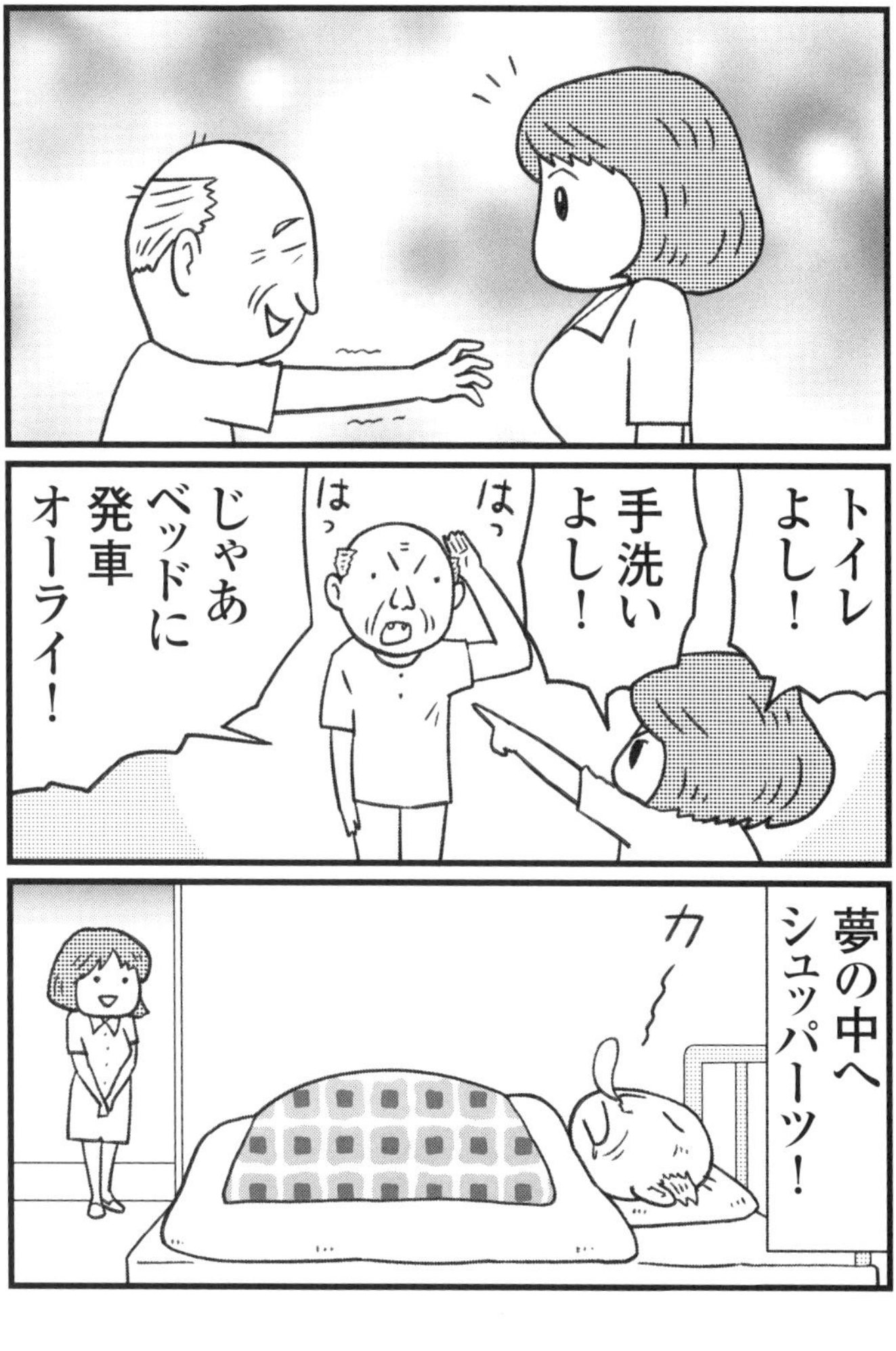
トイレよし！
手洗いよし！
はっ
はっ
じゃあベッドに発車オーライ！
夢の中へシュッパーッ！
カ〜

「きっと認知症のせいだろう……」それ、ただの「色めがね」かも⁉

先入観を外して、いったん受け止める

少しずつ苦手が増えていく認知症の人と接していると、私たちはつい、「また忘れてしまった」「またわからなくなっている」と思ってしまいがち。

ところが、**そんな「色めがね」で見てしまうと、人として当たり前の受け止め方を見失ってしまいます。**

これはご家族だけでなく、私たち介護のプロでも同じこと。

つい先日も、私自身が色めがねで認知症の人を見ていたことに気づかされ、ハッとした出来事がありました。

私が関わっている市町村の事業で、記憶と運動を同時に行う体操や、パズルや

カードを用いて脳活性化のトレーニングをする「脳いきいき教室」があります。

認知症リスクのある人や、認知症への不安を抱えた人たちが対象だけに、

「はい、1から8まで手拍子しながら、5のときだけ頭を触りますよ」

「あら、体も一緒に動かすと覚えやすくなるわね」

なんて掛け合いをしながら、みなさん前向きに取り組んでいました。


2時間実施する教室の、休憩時間のときのこと。

一緒に参加されていた80代のご夫婦が、自動販売機にお茶を買いに行きました。

それぞれ買った飲み物を持って、自分の席につきます。

そして、ご主人がトイレに立ったとき、**奥さんもおもむろに立ち上がり、一人で再び自動販売機のほうに進んでいき、またもや同じお茶を買っていた**のです。

数十秒前にお茶を買ったことを、忘れてしまったのか――。

たしかにご夫婦のうち、認知症リスクがあるのは奥さんのほう。

同行していた職員と顔を見合わせて、「症状が進んでいるかもしれないね……」と話し、地域における見守りや日常生活へのサポートの必要性を考えていました。

ところが、ご自身の席に戻ってきた奥さんは、「はいこれ、あなたにもお茶。どうぞ」と言い、隣に座っていた職員に差し出したのです。

心遣いのできる優しい奥さんが、職員ものどが乾いているだろうと気づかい、お茶を買ってくれた。ただ、それだけの話だったのです。しかし、色めがねをかけた私たちは、「認知症による症状か……」と深読みしすぎて間違ったのです。

奥さんの気持ちに感謝しつつ、自分たちの**無意識の先入観**を恥じた瞬間でした。

いったん保留にして「なるほど」と受け止める

私は、**たとえ認知症の症状を疑ってしまうようなことがあったとしても、まずは否定せず、過剰に心配しない**ことを意識しています。

そして、どんなに不思議な言動に対しても、「なるほど、そうなんですね〜」と、**いったん保留にする形で受け止める**ようにしています。

前の例のように、こちらが早とちりしているだけの場合もあるからです。

じつは春先にも、こんなことがありました。

認知症の方たちをバスでお連れしていて、途中でトイレ休憩をとったとき。出発前、若年性認知症の山崎さんが、バスとは違う方向に歩いて行ったまま、立ち尽くしていました。私はとっさに駆け寄り、つい理由も聞かずに「山崎さん、バスはあっちですよ、さあ行きましょう」とうながしました。

ところが山崎さんは、穏やかな顔で、こんなことをおっしゃったのです。

「今年初めて見たんだよ。もう少し見ていてもいい？　写真も撮りたいんだ」

その足元には、小さなつくしが、かわいい芽を出していました。

携帯電話のカメラ機能でパシャ、パシャと撮影する山崎さんの姿を見て、**認知症であることの前に、人であることを見なきゃいけない**なと反省しました。

必死に闘っている認知症の人に「私を頼って」と伝えてあげよう

「もう人間じゃない」という言葉の悲しさ

「私、バカになっちゃった。もう、人間じゃないのよ……」

84歳の大森さんが言ったその言葉を、私は、今でも胸に深く刻んでいます。

大森さんは、2016年の熊本地震の被災者でした。

一人で暮らしていた家が倒壊してしまい、仮設住宅で余震におびえながら過ごす中、ご家族と一緒に訪れた認知症外来で、認知症との診断が下ったのです。

それでも、私が運営講師として関わっている教室に通ううちに、人とのつながりが増え、徐々に笑顔を見せるようになっていきました。

近くで暮らす息子さんが、一人暮らし用の小さな家を建ててくれたとき、「家じゅうピカピカにしてるのよ」と話してくれた笑顔が忘れられません。

しかし、徐々に症状は進行していきました。

最初は教室に一人で歩いて来られていたのが、息子さんに送迎してもらうようになりました。息子さんが当日の朝に電話で確認をしても、昼の出発時間には出かけることを忘れていて、家をなかなか出られないようになっていきました。

そんなある日、教室の終わりに大森さんは私を呼び止め、こう告白しました。

「私、あなたが言ったことも、全然覚えられないの。ちょっと時間が経つと、すっかり忘れてしまって……あなたは、私がちゃんと見えているでしょ？」

見えているかとは、どういうことだろう？

「今あなたに見えている私は、人間の形だけなの。私の頭の中はすっかり空っぽで、私はもう、私じゃないの」

そして、私の目をしっかりと見すえながら、「私、もう人間じゃないのよ……」

と言ったのでした。

大森さんは、計算もできるし、会話もしっかりしている。

家のそうじも完璧だし、まだまだできることがたくさん残っていました。

それでも、**頑張って頑張って、必死に覚えようとして、忘れてしまう——。**

記憶がひとつ消えるたびに、「自分らしさ」「人間らしさ」が失われていくように感じたのでしょう。

それを「もう人間じゃない」という言葉で表した大森さんの心の叫びに、私は首を振って「そんなことないですよ」と伝えるのが精いっぱいで。

その後、ただ一人取り残された廊下で、大森さんの言葉が頭の中にこだまして、立ち尽くしていました。

パンパンの手帳が伝えた苦しさ

同じ教室に通ってくださっていた72歳の松本さんの手帳は、まるで辞書のようにパンパンに膨らんでいました。

それは、**松本さんの抱いている不安感を、厚みで示しているかのよう**でした。

定年まで看護師を務めていた松本さんは、68歳の頃に認知症を発症。

当初は積極的にテストを受け、少しずつ記憶の苦手や不安も改善していました。

ご本人も努力が結果に結びついていることを喜んでいらっしゃいましたし、軽い物忘れがある程度で、ほとんど生活に支障は出ていませんでした。

ところが、改善傾向は徐々に平坦になり、やがて低下へと舵《かじ》を切ります。

松本さんは、人知れず不安を強めていきました。

そして、**ありとあらゆることをメモするようになった**のです。

毎日の予定はもちろん、今日どんなことがあったのか、なにをして、どのように感じたのか、一つひとつをていねいな字で、克明に記していきます。

メモを書いても、自分が書いた内容が理解できない。それどころか、メモを書いたこと自体を覚えていない――。その不安から、さらに書き続けてしまう。

松本さんの必死な姿は、すでに努力の限界を超えているようにも見えましたし、メモをとる姿からは、強迫観念すらも感じました。

このまま書くことに執着し続けると、おそらく今後、精神的にますますつらくなっていくのではないかと考えた私は、松本さんにこう伝えました。

「自分で頑張るのは、ここまでにしませんか？　私たちを頼ってみませんか？」

松本さんは手で顔を覆い、「私は看護師だから、人に頼ってはいけないと思って生きてきた。だから、どうやって人に頼っていいかわからないの」と言いました。

その指のすき間からは、涙が流れ出ていました。

記憶を失っていくということは、自分が自分でなくなっていくということなのかもしれません。そのことを、家族以上に本人自身が感じています。

私たちが想像している以上に、本人は気づいています。

だからこそ、その感覚を大森さんは「もう人間じゃない」と表現し、松本さんは必死のメモで記憶をつなぎとめようとしました。

責任感の強い人ほど、症状が進む恐怖と、迷惑をかけたくないという思いが、心の中でせめぎ合っています。

そんなときは、どうか、「頼ってもいいのだ」と伝えてあげてください。

できることに目を向けて、苦手なことは誰かを頼る。

記憶が苦手なら、家族や周りの人に肩代わりをしてもらう。

それでいいんだと本人に伝えることで、不安が遠のき、晴れ間が差します。

記憶障害の人にかける言葉とは？〝晴れ言葉〟をどんどん使っていこう

「ありがとう」＋「ごめんね」＋「クッション言葉」

私たちには、言われるとうれしくなる〝晴れ言葉〟があります。
その代表は、次のような感謝の言葉です。

「ありがとう」
「いつも感謝しています」
「あなたのおかげで助かっています」

77歳の本多さんは、現役で仕事を続けながら、数年前に認知症を発症した1歳年下の奥さん、峰子さんを介護しています。

ある雨の日。帰宅した本多さんの靴は、濡れてびしょびしょでした。

そこで、迎えに出た峰子さんに、「また出かけるから、乾かしておいてくれないか？」と頼んだそうです。


しばらくして、再び出かけるタイミングが来たとき、本多さんはキッチンで目を疑いました。自分の靴が、食器乾燥機の中に入っていたからです。

妻の認知症が、まさかここまで進んでいたなんて――

本多さんはびっくりし、あわてて私に相談の電話をかけてこられたのでした。


私は、「どうか落ち着いて、心から**『乾かしてくれてありがとう』**と感謝の言葉を言ってあげてください」とアドバイスしました。

かつての峰子さんなら、靴を乾かしておいてほしいと頼まれたら、ドライヤーをかけたり、新聞紙を詰めたりしていたはずです。

しかし認知症になったことで、その手順が結びつかなくなってしまいました。

ただ、すべてがわからないわけでもないのです。

「靴」がなにか、「乾かす」がなにかは理解していますし、「乾かすためには、なにかしなければいけない」ことも知っています。

「そのために自分になにができるのか」「どうすれば適切なのか」だけが思い出せないのです。

そうこうしているうち、「乾かす」という言葉が、食器を「乾かす」食器乾燥機に結びつきました。だからこそ、峰子さんは、その中に靴を入れたのです。

たしかに、その異様な光景は、びっくりするのに十分だったでしょう。

でも、靴を乾かしてあげたい一心で、奥さんが必死に考えて対応した結果だと思えば、やはりかけてあげる言葉は、「どうして食器乾燥機に……」や「靴の乾かし方を忘れたの?」ではありません。

峰子さんの心が晴れるのは、「ありがとう」「助かった」という感謝の言葉です。**自分が役に立った、しっかり考えた結果、うまく対応できたと思えるから**です。

これは、子どもが見よう見まねで一生懸命手伝ってくれたけど、失敗してしまったケースと似ています。

「こうじゃないでしょ?」「なんで勝手なことをするの?」と怒るよりも、「ありがとう、大変だったね?」「ごめんね、ちゃんとやり方を教えてなかったね」と言ってあげたくなりますよね。認知症でも同じなんです。

「ごめんね」の一言が自尊心を守る

晴れ言葉は、「感謝」だけではありません。

「ごめんね」という言葉も、どんどん使ってみてください。

重度の認知症に当たる要介護4の奥さん（73歳）を介護していた篠岡さんは、口数の少ない九州男児で、入浴やトイレなどで奥さんが失敗しても、黙々と介護を続けています。

ところがある日、デイサービスの職員が、奥さんのお尻に内出血があるのを発見し、「虐待しているのでは？」とダイレクトに問い詰めてしまいました。

懸命に介護をしている篠岡さんには心外です。

「いやがったり抵抗されたりしながら、濡れたズボンを毎日着替えさせているオレの苦労がわかるのか！」と激高されました。

これでは、介護する人もされる人も、心の中は大雨です。

やがて誤解は解けたのですが、もし篠岡さんに、「ごめんね」の効果をお伝えしておけば、失禁やトイレの失敗に直面したときも、奥さんが介護を拒否することは防げたのかもしれません。私も大いに反省しました。

「気づけずにごめんね」
「濡れて気持ち悪かったね、ごめんね」
「すぐに来られなくてごめんね」

ズボンを濡らしてしまったら、そんな声かけが晴れ間を増やします。**認知症のご本人も、「ごめんね」の一言で自尊心を守れます。**反対にこうした言葉がないと、抵抗したり、隠そうとしたりすることも少なくありません。

「クッション言葉」でまずは受け止めて

もうひとつの「晴れ言葉」は、**「ああ、そうか」「なるほど！」などの、いったん相手の言うことを受け止める「クッション言葉」**です。
たとえその場では理解できなくても、真意がわからなくても、言っている側には必ず理由があります。否定せずに受け止めてもらえると安心できます。

これらの言葉は、相手のために発しているようで、**ケアする側が事態に対応するために心を落ち着かせ、考える時間を持つためのクッションにもなります。**

そこに、相手から発せられた具体的な単語を加えると、さらに効果的です。

「ああ、そうか、着替えでしたね！」

「なるほど！　お茶ですよね」

「ああ、そうだ！　ご飯の時間ですね」

「なるほど、じゃあ、このへんで着替えちゃおうか！」

と誘い文句として使うと、「そうだ、そうしよう」「それはいいね」といった、次の行動をうながすポジティブな受け取りにつながりやすくなります。

でも……、こうした「晴れ言葉」って、考えてみればビジネスシーンや人間関係でも同じですよね。「ありがとう」「ごめんなさい」「あっ、そうですね」「なるほど」をたくさん使えば、どんな人間関係でもうまくいきそうです。

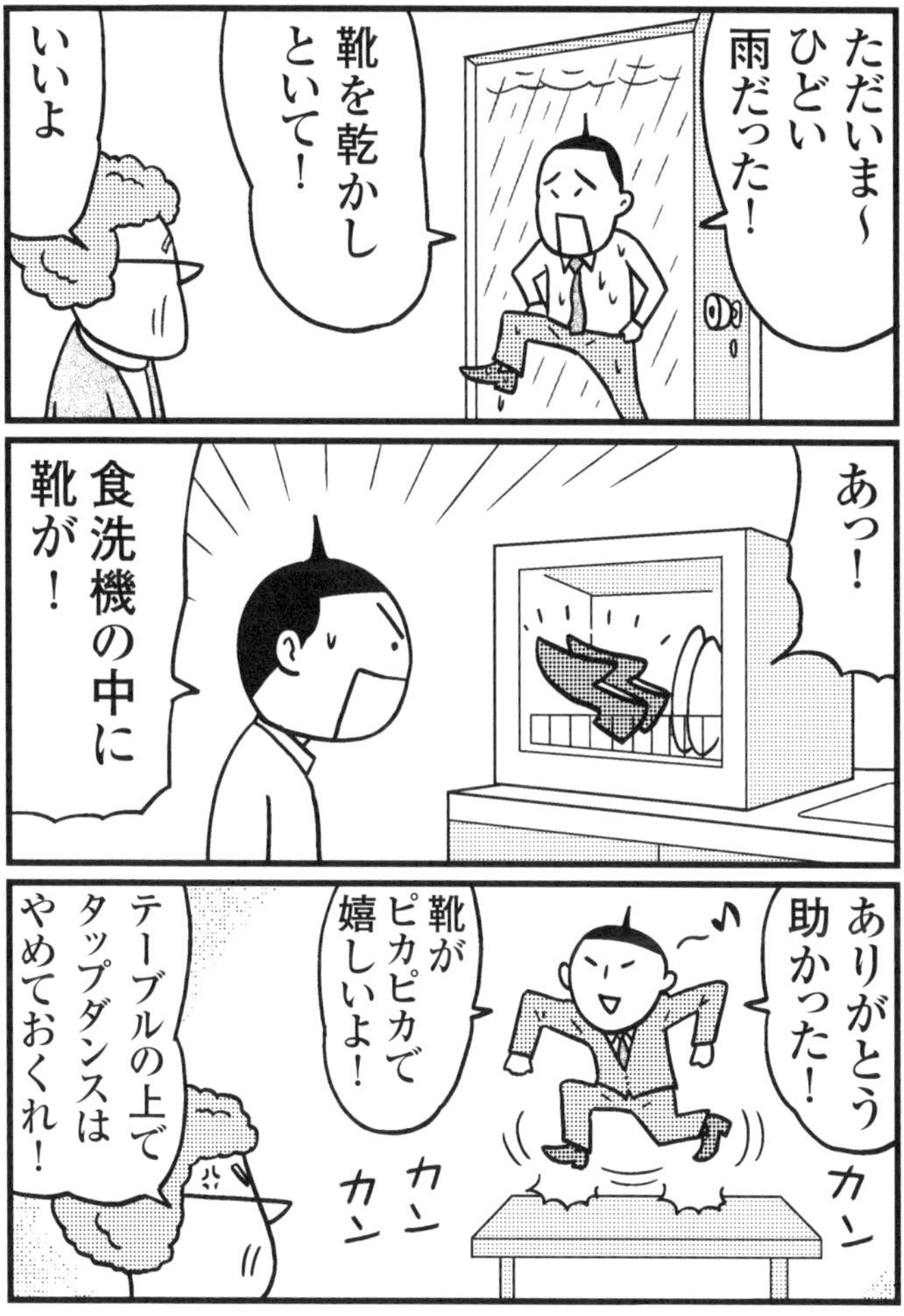
ただいま～
ひどい
雨だった！
靴を乾かし
といて！
いいよ
あっ！
食洗機の中に
靴が！
ありがとう
助かった！
靴が
ピカピカで
嬉しいよ！
カン
カン
カン
テーブルの上で
タップダンスは
やめておくれ！

「錯視」や「幻視」は否定せず話を合わせる

……トイレへ連れていってくれる幻視の女の子

「タンスの上に、子どもがいるの……」

不安そうな表情で訴える認知症の谷元さん（81歳）。
でも、視線の先にあるタンスの上に子どもはいません。
というより、**そもそもその家に子どもは住んでいません。**

なにかが別のものに見えてしまう「錯視」、存在しないものを見えると訴える「幻視」は、認知症であらわれやすい症状のひとつ。

脳の後ろには後頭葉と呼ばれる部分があり、視覚に関係する機能を担っていますが、血流の悪化からそこが衰えてくると「錯視」「幻視」が始まります。症状には波があり、見えるときもあれば、見えないときもあります。

アルツハイマー型認知症（脳の神経細胞が徐々に減っていく進行性の認知症）では、中等度まで症状が進んだあとで他の症状と並行してあらわれますが、レビー小体型認知症（脳の神経細胞が原因不明に減少する変性性の認知症）では、他に症状がないのに、幻視がかなり早い段階から明確にあらわれるという特徴があります。

急に幻視を訴えた場合は、レビー小体型認知症を疑ってみましょう。

このとき谷元さんは、タンスの上に置いてあった日本人形が子どもに見えていました。つまり「幻視」ではなく、「錯視」です。

谷元さんは以前から、ハンガーに掛けた洋服を見て「幽霊がいる」と言ったり、夜、窓に映った自分の姿が他人に見えたり、まとめて置いてあるタオルが犬や猫に見えたりするなど、さまざまな錯視を訴えていました。「ヘビがいる！」と大騒ぎしたときに見ていたのは、掃除機のコードだったということもあります。

私たちなら、すぐに見間違いだと気づき、「正体見たり、枯れ尾花」で済むのですが、認知症の方はそのように解決できません。

認知症の方にとって、ヘビがいる、幽霊がいることは、まぎれもない「事実」だからです。

「事実」を否定しても逆効果

このとき大切なのは、**「事実」を、正面から否定しないこと。**

ヘビじゃなくてコードだ、人じゃなくて服だ、といくら説明したところで、本人の目にはヘビや人が見えているわけですから、不信感だけが募ってしまいます。

タンスの上に子どもを見た谷元さんは、その「子ども」に語りかけていました。
「危ないから、降りていらっしゃい」

そこに子どもはいません。でも、どこかの知らない子を、危ないからと心配し、優しく諭す真心に、私は少し感動してしまいました。

そこで私が、ほこりをかぶっていた日本人形をガラスケースごと降ろしてあげると、谷元さんは、「良かったね」「ジュースを飲む?」「ちゃんと正座していてえらいのね」と人形に話しかけます。ケースの中でちょこんと座っている日本人形が、とても礼儀のいい子どもに見えたのでしょう。

しかしトイレから戻ってくると、「あれ?　どうしてここに人形が出してあるの?」と言い出すわけです。先ほどの出来事は忘れているのです。

ここで私は初めて、「あれ、本当ですね!　片づけておきますね」と断って、日本人形を目の届かないところにしまいました。

こうして私は、なにも否定しないことで、谷元さんの優しさだけを感じることができたのです。

この「否定しない」は、錯視や幻視を怖がっている場合でも同じです。

たとえば**「それはヘビじゃないですよ」と否定せず、「ヘビを退治する」行動を徹底することを心がけます。**コードを巻き取り、「もう大丈夫です。私が追い払っておきましたよ」と伝える。そして、幻視や錯視を起こしやすいものは、普段から目につきにくい場所にしまいましょう。

私がよく使うのは、**でたらめな呪文やお経を唱えながら「退治」する方法**です。ご本人の前で「なんまいだーなんまいだー」と唱えながら、幽霊に見えるハンガーに掛かった洋服を別の部屋に持っていく。

「もう大丈夫ですよ」「あら、本当ね」でおしまい。

認知症の人が見ている世界に、演技も交ぜて合わせていきます。

「幻視」が心の支えになったレアなケース

少し珍しい例も紹介しましょう。

80歳を超えている、レビー小体型認知症の荒木さんは、夜中にトイレに行くときに、自分の布団から女の子が一緒に出てくると言うのです。

谷元さんのように、なにかを見間違えているのではなく、完全な幻視です。

私は「そうなんですか」と受け止めたあと、その女の子はどうなったのか聞きました。すると荒木さんは、こう言いました。

「いつも、その子が私の手を引いて、トイレまで連れていってくれるのよ」

自分を助けてくれる「幻視人《げんしじん》」とでもいうべきか。

私は思わず、これは新時代の到来だと考えてしまいました。トイレに誘導するのは介護現場の大切な作業のひとつですが、老老介護でもロボット介護でもなく、自分で創り出した幻視が介護してくれているというわけです。

実際、荒木さんは「いつも女の子がいてくれるから安心」と言います。幻視といえば悪い症状だと考えがちですが、この話には良い要素が多すぎます。これもやはり、否定する必要がないパターンだと感じました。もしかしたら、将来こうした脳波の動きを視覚的に投影するなどして、本当に女の子を映像化できる装置が開発されるかもしれませんね。


考えてみると、幻視や錯視に似た現象は、私たちにも頻繁に起きています。横目に影が目に入ると人がいると錯覚したり、柱の節が人の顔のように見えたり。

認知症の方も同じことです。

否定せず、幻視、錯視の結果なにが起きているかに注目して寄り添い、**「そうだね」「良かったね」「怖かったね」など、認知症の方が見ているストーリーを大切にしてあげる**と、「晴れ」の瞬間が増えていきます。

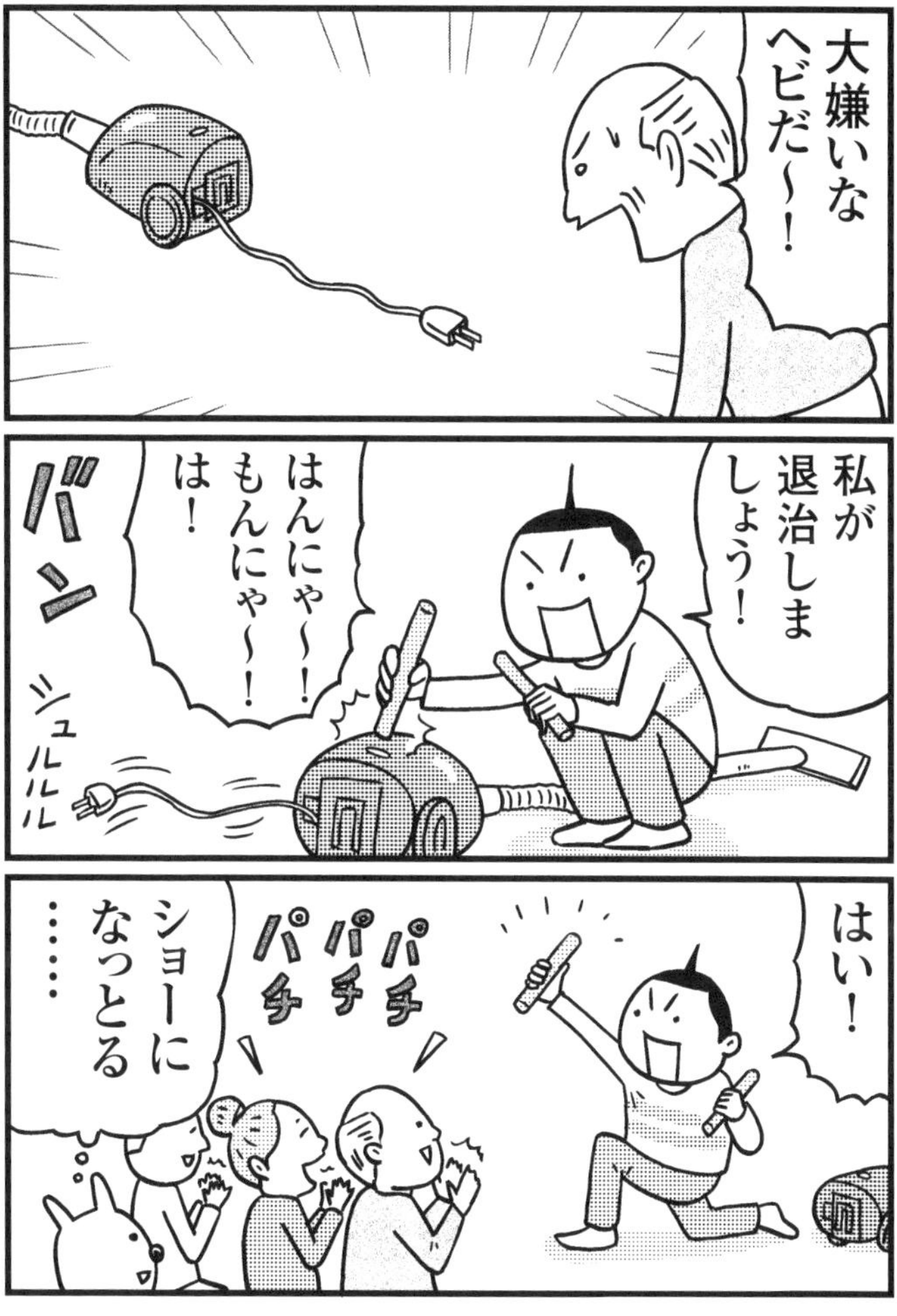
大嫌いなヘビだ〜!
私が退治しましょう!
はんにゃ〜!もんにゃ〜!は!
バン
シュルルルル
はい!
パチパチパチ
ショーになっとる……

介護を拒否する、暴言や暴力をふるう、その背後にある「不安」を解消してあげる方法

手を握り、スキンシップで緩和する

「いやだ！」

「やりたくない！」

「なにすんだ!!」

お風呂に入れようとすると拒否され、トイレでズボンを下げようとすると抵抗され、最後はなにをしても「いやだ」の一点張り——。


こうした介護拒否は、家庭だけでなく、多くの介護職員にとって非常に大きな課題になっています。**その日お風呂に入ってもらえないだけでなく、そのままに**

しておくと、だんだんと拒否感の度合いが増していくからです。

最初は「結構よ」程度の軽い拒否だったのに、「なにするの！」「だからいやだって言っているでしょ！」と語気がどんどん強まっていき、しまいには、かみつく、殴る、蹴る――。だったら、二人がかりでパパッと済ませてしまおう……と考え、実行すると、本人にとっては拉致監禁。急に連行されて脱がされたという感覚になります。これでは、お互いが「大雨」です。

笑顔で介護できている人の秘密とは？

先日研修に行ったグループホームでも、この問題に悩んでいたのですが、職員の中に一人だけ、**ほとんど抵抗を受けずに、お互い笑顔で介助できている人がいました。**それも、一人で介護をこなすのです。

その人に介護のコツを聞いてみたところ、

「お風呂に行くときも、トイレに行くときも、私は必ず手をつなぎます」

という答えが返ってきました。

これはとても大事なポイントです。

皮膚と脳は、受精卵が細胞分裂していく過程で、ともに「外胚葉《がいはいよう》」という細胞層から生まれます。「皮脳同根《ひのうどうこん》」といって、皮膚と脳のルーツはじつは同じ。

そのため、皮膚と脳は密接につながっていて、スキンシップは脳に直接情報が届きやすいという説もあります。

さらにその職員の方は、手を握ったあとに、ゆっくり歩いて目的地に行っているといいます。**その間に手の温もりが、人の温もりとして伝わってきて、「この人、嫌いじゃないわ」という感覚を与えていきます。**

手をつなぐだけではありません。

肌をさする、体温を伝えるといった行為が認知症の方の脳に伝わると、その他の認知機能が衰えている分、安心感や信頼感を得やすくなります。

その職員の方に前職を聞いたら、保育士をしていたそうです。なるほど、と思いました。子どもも、手をつなぐと安心し、ゆっくり話を聞いてあげたり、一緒にゆっくり歩いたりすることで落ち着かせることができますよね。その経験を、上手に高齢者に応用していたのです。

触れるときは、点ではなく、面で、「キツネ持ち」

介護拒否に悩んでいる方は、まず、**手をつなぐことから始めてみてください。**いきなりぎゅっと力を入れるのではなく、ソフトに、手の平を合わせるように。点ではなく、面で触れることで、安心感が強まります。

歩行を介助するときに手や腕を引くポイントは、「下から添えるように」です。下から添えることで、「いやならいつでも逃げられる」という安心感を与えます。間違っても、肩をつかんだり、腕を引っ張ったりして「逃げ道」をふさいではいけません。

さらにもうひとつ、私たちの介護職としてのテクニックがあります。

それが、**「キツネ持ち」**。

試しに、自分の片方の手首を、もう片方の手の親指・中指・薬指の3本の指と手の平で、下からソフトに握ってみてください。

隙間なく、優しくなじませ、皮膚と皮膚がひとつになるように優しく触れます。

5本の指先に力を入れた「ボール握り」よりもはるかに圧迫感が少なく、それでいてしっかり面で支えられている感じがしませんか？

触れることで、幼い日の記憶にリンクする

触れられることで安心する。

私は、ここにはもうひとつ、「感情記憶」に訴える効果があると思っています。

誰でも子どもの頃、お母さんやお父さんと手をつないだり、抱きしめられたりして安心した記憶があるはずです。あるいは、恋人と手をつないで心を温め合え

た記憶も。

認知症の人は、ついさっきのことは忘れてしまいますが、感情がセットになった記憶は、昔のことでもよく覚えています（192ページ）。

触れ合うことで、そうした幸せだった記憶に脳がリンクし、「この人は、いやなことはしない」という安心感を与えるのではないでしょうか。

触れられることで認知症の人の心にどんな感情が起こるのかを、私はグループホームの職員の方から、改めて学び直しました。

私たちはつい、失敗したときだけ原因を探ろうとします。

それも大切なことではありますが、違った場面や状況でも、その経験則を適用できるかは疑問です。応用が利かなければ、気持ちも曇りがち。

むしろ、うまくいった体験の中に、次へのヒントを見つけるほうが建設的です。

それもまた、上手な「晴れ」のつくり方です。

その人の「得意」にスポットを当てて弟子入りする

尊敬されれば誰だってうれしい！

♪うさぎ追いし　かの山〜　こぶな釣りし　かの川〜

おなじみの唱歌『ふるさと』のメロディーを、ハーモニカで合奏します。中には「ド」の音しか出せない人もいましたが、楽しければそれでよし。その場のみんなが笑顔でした。

メンバーは認知症の方だけではありません。私たち職員や、興味を持った地域住民までもが参加して何度も練習しました。

みんなを導いたハーモニカの先生は、山川さん。

山川さんは60代の終わりに認知症になり、献身的で優しい奥さんに支えられ、最初はいろいろとケアを頑張っていました。


ところが山川さんは、時を経るごとに日付や約束を忘れるようになりました。

それでも、奥さんに連れられてデイサービスの集まりに参加していたのですが、しだいに運動や活動の流れが理解できなくなっていきます。

本人にも「ついていけない」という思いがあったのでしょう。

施設から足が遠のき、自宅に閉じこもり気味になってしまいました。


奥さんが介護のことをずっと考え続けないためにも、外での活動はとても大切です。そこで、夫婦そろって他の人たちと楽しめる日常をつくれないか、この人になにかできることはないかと考えていたときに、ハーモニカがありました。

山川さんは、**「複音ハーモニカの名人」**だったのです。

複音ハーモニカは、一般的なハーモニカと違い、上下2段に穴が開いています。とても美しい音色が出るのですが、その分、習得が難しいこの楽器を、山川さんは難なく吹きこなします。その音色に感動した私は、「これだ！」と思いました。

そして、**即座に山川さんに弟子入りを志願したのです。**

実際にチャレンジしてみると、なかなか思いどおりの音が出ません。

「そうじゃない」「舌で下の段をふさぐんだ」と、山川さんの熱血指導が続きます。少しだけ吹けるようになると、「そうそう、そんな感じで吹けばよか」とその顔がいきいきしています。閉じこもりがちだった山川さんは、「あんたに教えないといけないからね」と言って、再び施設に来てくれるようになりました。

体操やゲームの時間は生徒だけれど、次の時間はハーモニカを教える先生になる、教えられたり教えたりの関係。私はそれを、素敵な時間だなと思いました。

なるほど、**話を聞くだけでなく、こうやって「教わる」ことが大事なんだな**と、気づいたのです。

なにせハーモニカですから、音が出ます。はたから見ても楽しそうです。最後には施設の周辺にお住まいの方までがうわさを聞きつけ、下は60代、上は90代までの15人が、「山川さんからハーモニカを学びたい」と集まってきました。

みんなで人数分のハーモニカを購入しました。そして最後の1本のハーモニカを山川さんにお渡しし、私たちを指導してほしいとお願いしました。

「いいよ」

つっけんどんに、少し照れくさそうに答えてくれた山川さん。こうして認知症の山川さんは、15人の生徒を抱えるハーモニカ教室の熱血先生になったのです。

症状が進んできた山川さんは、ときにはハーモニカを上下逆さまに吹いてしまったりすることもありました。

「今日は調子の悪か」と言いながら、山川さんの表情が曇ります。

そんなときは、私の出番です。「先生、ちょっと貸してください」と断って、素早くひょいと逆さまにして渡すと、再び思いどおりの音が出るようになります。相当に症状が進んでも、得意なハーモニカの演奏は衰えていないのです。

こうして練習を重ね、最後は他の施設に慰問に出かけ、『ふるさと』と『かえるの合唱』を披露するまでになりました。認知症の方の「得意分野」が、みんなの心に晴れ間を広げ、忘れがたい思い出を残してくれたのでした。

得意なこと、好きなことにスポットを当て、思い出してもらいながら、「教わる」。それが本人にとって、人生に大きな花を咲かせることがあります。

誰もがなにかの「名人」です。それは、その人が生きてきた証です。

そこを褒められ、尊敬され、頼られると、うれしいものです。

教わるほうもまた、新たな知識と技術を得ることができ、人生の引き出しがひとつ増える。こんな幸せな「晴れ」のつくり方はありませんよね。

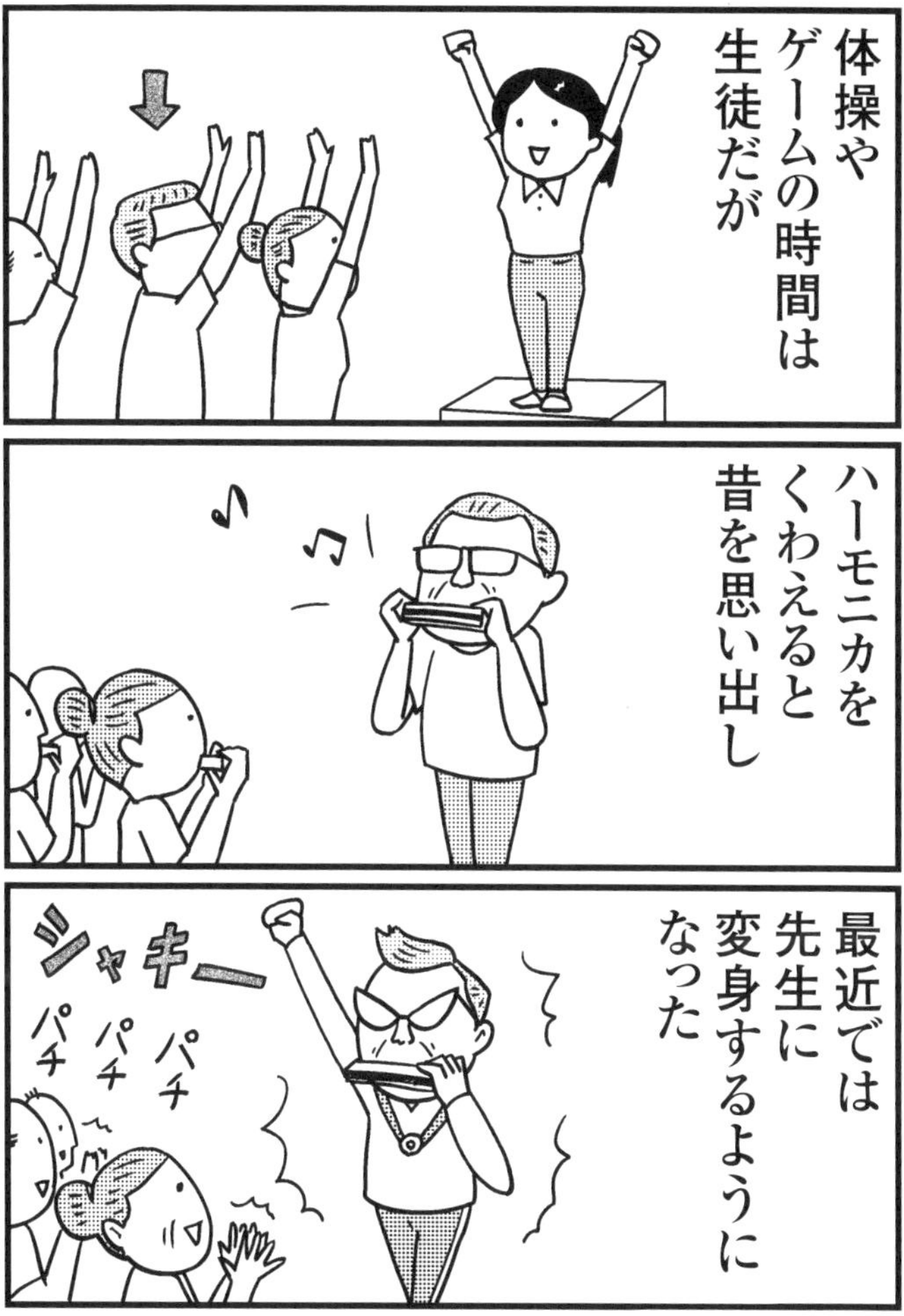
体操やゲームの時間は生徒だが
ハーモニカをくわえると昔を思い出し
最近では先生に変身するようになった
シャキーン
パチパチ
パチパチ
パチ
パチ

認知症の人にこそ夢を聞き、失いかけた〝欲〟を取り戻す

扉を開いたひ孫とメダカ

認知症の症状が進むと、どうしても後ろ向きな話が多くなります。そんな状況を逆転させるのは、正反対の、ポジティブな話です。

認知症の人にこそ、夢を問うことが大切です。

本人の中に**前向きな話題の種を見つけて、そこを軸に質問を掘り下げて、明るく力の出やすい方向に導いてあげてください。**

「もう、迷惑ばかけるけん、やめようかと思ってて……」

そう切り出してきたのは、私の講座に来ている78歳の近藤さん。

近藤さんは、最近認知症が進んできていて、日付があやしくなっています。講座のことを忘れてしまい、「どうして来なかったの？」と仲間から連絡が来て初めて思い出す場面も多くなっていました。

こうして、**本当は好きだったことからも離れたくなり、結果として人間関係が切れてしまうと、脳は刺激を失い、認知機能の低下に拍車がかかります。**

また、うつ症状を引き起こすリスクも高まります。

私もどうにか近藤さんをつなぎ止めようとしたのですが、「やめる」の一点張り。一度強い不安を感じてしまった認知症の方の心を動かすのは簡単ではありません。

少しでも「明るい話題」が出たら、徹底的に掘り下げる

すっかり気落ちし、頑として動かない心に火を点けるコツは、**「したいこと」や「将来の希望」などポジティブな話が少しでも出てきたら、一点突破でどんど**

ん掘り下げてみることです。

近藤さんには、「ひ孫作戦」が大成功。

ふと漏らした「楽しみはひ孫の成長だけ」という言葉を逃さずに、

「ひ孫さんは何歳ですか？　どんなお子さんですか？　どんどん大きくなるでしょう？　そのうち結婚するかもしれませんね。結婚式……、出たいですよね？」

と深掘りし、畳みかけていくと、近藤さんはうっとりしたように、

「そりゃあ、出られるなら、出てみたいわねぇ」。

本当にしたいこと、将来の希望という突破口が、目の前で開いた瞬間です。

こうなればしめたもの。

「近藤さん、ひ孫さんの結婚式まで元気でいないと！」という流れから、「そうね、あの子のためにも、元気でいなきゃね」という言葉を引き出すまでに、さほど時間はかかりません。

77歳の里中さんには、「メダカ作戦」です。

生き物が好きで、ずっと犬や猫と暮らしてきた里中さん。「私、いつ死ぬかわからないから、もう生き物は飼えない」とこぼした里中さんに、私は、こんな提案をしました。

「里中さん、メダカなら生きても2年くらいです。うるさく鳴かないし、エサ代も安いし、少しずつ分けて与えれば、きれいに食べるから世話も楽ですよ」

「メダカもいいわねぇ」と言った里中さんの目に、再び光が宿ったことを私は見逃しません。すかさず、「今度、メダカを何匹か持ってきますよ」と約束しました。

じつは、メダカ飼育は私の趣味。寿命は2年と言いましたが、環境によってはもう少し長く生きることもあります。私がプレゼントしたメダカが、できるだけ長く、里中さんの脳に良い刺激を与え続けてくれることを期待しています。

なにかひとつでも、強く興味を持っていること、希望を残しているものがあれば、それはつまり、まだ人生に「欲」を持っているという証拠です。

その欲を、ぜひ、上手に掘り起こしてあげてください。

「私の物を盗《と》ったでしょ！」は、あなたが介護を頑張っている証

応戦せず、なくし物を一緒に探す

「ねえ、私の物を盗ったでしょ⁉」
こんなことを認知症の家族に言われたら、介護が順調な証拠かもしれません。

認知症の周辺症状としてあらわれる妄想の中でも、トップクラスで出現頻度が高いのが「物盗られ妄想」です。

男性よりも女性に出現しやすい傾向があるといわれ、ほとんどの場合、真っ先に疑われるのが家族など身近な人です。まったく身に覚えがないうえに、介護している自分を「泥棒」として疑ってくること自体が大きなショック。

でも、じつはこの「物盗られ妄想」は、**「信用している相手だからこそ遠慮なく疑っている」という「信頼の証」**でもあるのです。

神戸に住む75歳の平井さんが「物盗り」疑惑をかけたのは、一緒に暮らす次女。昔からメイクが好きで、事あるごとに次女さんに、「この化粧品、高いのよ」「すごくお肌との相性がいいのよ」と自慢していた平井さん。

ところが、認知症を患ってからは「勝手に使ったでしょ！　こんなに減ってる！」「私に黙って、勝手に持っていったでしょ！」と言って責め立てるそうです。

勝ち気な次女さんも、「そんなわけないじゃない！」と全面的に応戦してしまいます。まさに「土砂降り」です。ただでさえ慣れない介護で大変なのに、次女さんはほとほと疲れ果て、すっかり気持ちも追い込まれてしまっていました。

そんな妹を心配した遠方に住んでいる長女さんから私に連絡が入り、急遽、熊本と神戸を結ぶオンライン会議が開かれたのでした。

疑われるということは、信頼の証

画面越しに見る次女さんは、介護疲れなのか、肌つやも悪く、髪もボサボサ。5歳年上の長女さんのほうが、むしろ若々しく見えます。

「母は、私のことがもともと嫌いなんですよ……」

そんな痛切な言葉を口にする次女さん。

聞けば、平井さんは、日中に来てくれるヘルパーさんのことは絶対に疑わないそうです。ニコニコと愛想よく振る舞い、なぜか次女さんにだけキツく当たり、疑いをかけてくる。それは結局、お母さんが自分を嫌っているからだ――。

涙をこらえて説明する次女さんに、私は言いました。

「それは、お母さんが誰よりもあなたを信頼しているからですよ」

「物盗られ妄想」は、記憶障害によって、どこにしまったかを忘れていることが大半です。平井さんは、化粧品やお金を自分で使ったことを忘れてしまいました。

そこで「誰かが盗った！」と妄想が始まるのですが、一方では、頭の中があいまいになっていることで「また自分が忘れてしまったのかもしれない」という不安もせめぎ合っています。

そのため、疑いをかける人物には、自然と「信頼しているから、困っている私を助けてほしい」「もし間違っていても許してほしい」という思いを抱えています。

つまり、**「疑われる」ということは、介護を頑張っている証。**
むしろ、自分を褒めてあげてもいいくらいです。

実際、長女さんは、献身的に介護をしてくれる次女さんへの感謝の言葉を平井さんがたびたび口にするのを聞いていました。

私の説明と、姉から母の感謝の言葉を聞かされた次女さんは、

「嫌われているとばかり思っていたのに、まさか信頼されていたとは……」

と、安堵の表情とともに涙を流していました。

「物盗られ妄想」に直面した場合、まずは1回、深呼吸。

「自分が信頼されているからこそだ」ということを再確認してください。

そして、本人にかける言葉は「それは大変だね」「困ったね」です。

否定も肯定もせず、パニックになっている気持ちそのものに寄り添います。

そのうえで「一緒に探そうか？」と、なくし物を一緒に探してあげてください。

最後にどこで使ったか、いつもどこに片づけるか、ないことにいつ気づいたか、なにをしようと思っていたかを聞いてあげましょう。

うなずきや相づちを打ち、全面的に協力するという態度を示します。

ソファの後ろや仏壇の中など、意外な場所に隠してしまうこともありますが、そこであなたが見つけてしまうと、「ほら、やっぱり。あなたが盗って隠したんでしょ！」と逆効果になりかねません。

「お母さん、ちょっとこのあたりを探してみて」などと上手に誘導して、本人が見つける流れを演出してあげるのがベストです。

探しながら、探し物を見つけたあとの話や、昔の思い出話をしたり、しばらく探してから、お茶やおやつに誘ったりして、注意を別のものに向けるのもいいですね。そうするうちになくし物のことを忘れてしまい、落ち着くこともあります。


そして、**いざ見つかったら、「良かったね！」と一緒に喜びましょう。**

考えてみれば、これは、子どもの頃に大切なおもちゃをなくして、お母さんに一緒に探してもらっていたシチュエーションを逆転させたようなものです。

「あら！　どうしたの？　なくしちゃったの？　大変！　じゃあ一緒に探そう」と寄り添って、**二人で見つけるストーリーを見せてあげてください。**


そういえば、2カ月後にまたオンラインで集まったとき、平井さんの次女さんは「子育てをしているような感覚で、また母と向き合えるようになりました」と言って、じつに穏やかな表情を浮かべていましたっけ。

「どうやって病院に連れていくか問題」を解決する魔法のワンフレーズ

自然な流れをつくってあげれば「ウソも方便」

「なに？　オレが認知症だと⁉　まだボケてないぞ！」

「病院⁉　お前が行け‼」

最近、ひどく物忘れが増え、生活にも支障が出始めている81歳のご主人を、なんとか一度病院に連れていこうと、必死に説得している中島さん。

ところが、**「あなた、最近物忘れがひどいでしょ？　認知症の検査を受けてみたら？」**とストレートに言ってしまったものだから、ご主人は大激怒。

「オレはおかしくない！　お前が行け！」となってしまいました。

本人の性格にもよりますが、こうした率直な物言いは、反発されがちです。指を差されて「あなたおかしいわよ！」と言われるのですから、受け入れようがありません。自分はおかしくないと信じている本人にとっては、「お前のほうがボケているんじゃないか」という結論になるわけです。

また、自分の異変に気づいている場合には、「もし認知症だったらどう生活すればいい？」「家族に迷惑をかけてしまうのでは？」「車の免許返納や、趣味もできなくなるのでは？」と、なにもできなくなる最悪のシナリオを想像し、漠然とした恐怖心を持ち、病院に行くことをためらってしまうことが少なくありません。

この**「どうやって病院に連れていくか問題」**は、全国をまわる講演でも、非常によく聞かれる悩みです。

ウソも方便　「私の検査」に付き添ってもらう

こうした場合、私はこんな言い方をおすすめしています。

「ねえ、最近、私、物忘れがひどい気がしてるの。一人で検査に行くのは不安だから、あなた、一緒に病院についてきてくれない?」

と、まるで自分自身に物忘れがあるように話し、警戒されないように病院への同行をうながすのです。

「ウソも方便」とは、まさにこのこと。

お芝居をする感覚で、むしろ楽しんでしまいましょう。

事前に病院に連絡を入れておけば、そこは相手もプロ、心得たものです。

奥さんのニセの検査を終えたあとで、「せっかくだから、ご主人も一緒に検査をしてみましょうか」と、事前に打ち合わせたストーリーどおりにうまく運んでくれるでしょう(もちろん、ご本人には絶対に秘密ですよ)。

もし本人に自覚があれば、「そうか? そういえばオレも、物忘れがないことはないけどな」などと言って、ついでに自分も検査を受けてみようという流れになることもあります。

ほかにも、**「健康診断のお知らせが来て、今年は頭の健康チェックがあるのよ」**という〝ウソ〟も、かなりの高打率でヒットします。

健康診断の案内は、行政から毎年来るのが通例になっているため、義務的な感覚で、わりとすんなり受け入れることができるようです。

そのとき、「今年は脳や頭を重点的に調べるんだって」「あなた、何年も受けていないから、今年は必ず受けるようにって役所から言われているの」という一言を添えるのもいいですね。

認知症は生活習慣病のひとつですから、早期発見が大切です。

MCI（軽度認知障害）の状態を放置すると、年間10～15%が認知症に移行するといわれており、初期の段階で適切に対処をすれば、進行をゆるやかにしたり、健常な脳に戻したりできることもわかっています。

「あれ？　最近ちょっとおかしい」と思ったら、とりあえず気分を乗せて病院へ。

それが、その後の生活に「晴れ間」を増やす大きなカギです。

道に迷ってもスマホが大活躍！意外と知らない認知症とＩＴの親和性

「どうせ無理」と決めつけないで！

認知症になると、周りの人はつい、できないと決めつけてしまいます。
とくに、なにか新しいことに対しては、はなっから「無理」と考えがちです。
じつは、そういった決めつけが、認知症の人たちから意欲を奪ってしまいます。

とはいえ、私たち医療・介護の専門職でさえ、新型コロナウイルス感染症の感染拡大によって施設内面会が禁止となったとき、ご家族のオンライン面会を導入することに対しては、不安だらけでした。
認知症の方が理解するのは難しい。

状況をわからないだろうし、そもそも機器をうまく使えないのでは……。

しかし、それはただの決めつけ、先入観でした。

実際にオンライン面会を導入したところ、ほとんどの高齢者や認知症の方は興味津々。むしろ、私たちよりも数倍関心が高いのではないかと感じたほどです。

「私の声も聞こえてるの？　恥ずかしいけど、なんだか楽しいわね！」

そう言いながら、画面に向かって手を振ってくださる認知症の方たち。

ビデオレターと勘違いして、私を見ながら「これ、いつ撮ったの？」なんて家族に聞いている人や、「あれっ？　あなた！　テレビに出てるのね！」なんてびっくりする人もいましたが、みんな一様に、この新しいコミュニケーションツールを楽しんでいました。

お孫さんと頻繁にコミュニケーションできることがうれしくて、ＬＩＮＥやビデオ通話にすっかり慣れた方もいます。ソフトバンクのロボット「ペッパーくん」

がラジオ体操を披露したときは、「このロボットはえらかね！　褒めてくれたばい」と笑顔になり、意外にも職員が指導するより反応が良かったほどです。

私たちが若い人のツールだと思っているものでも、意外とみんな「こんな便利なものがあったのか」と言って、使うことに喜びを見出す人が少なくないのです。

電子機器以外にも、こんな話があります。

施設内で食事を作ってみんなで食べるはずが、うまくいかず、お腹も空いたので、マクドナルドにハンバーガーの出前を頼みました。

そうしたら、90代のおばあちゃんが一口食べて、「こんなおいしいものが世の中にあったのね!!」と大感激。

90歳を過ぎて知ったおいしさを、みんなに教えたくなったのでしょう。その場にいなかった方に、「あなた、マクドナルドって知ってる？」と聞いてまわっていました。そしてその晩は、興奮のあまりよく眠れなかったそうです（笑）。

オンラインも無理だろう、メールも無理だろう、マクドナルドも食べないだろう――。じつは全部、私たちの色めがねでしかありません。

初めての経験にびっくりしたり感動したりして、心が動くと、意欲がわきます。「こんなものがあったのか」「どうなってるんだろう」と、次々に興味がわいてきます。それが認知機能の向上に効果的なのは、言うまでもありません。

新しいことには、積極的に挑戦させてあげてもいいのではないかと思います。

スマホに興味を持てると百人力

とくに、ぜひ試してほしいのがスマートフォン（スマホ）です。

私は、高齢者に対しては、積極的に携帯電話やスマホの写真機能を教えることにしています。

「こうするとビデオと同時に写真が撮れますよ」「私から送ってみますね」と言って送ると「**もう来た！　こんな便利なもの、誰も教えてくれなかったわ**」と言って、目をキラキラ。道順を写真や動画に撮れるので、楽になったという人も多いです。

5年前、スマホの使い方を教えてほしいと私に言ってきたMCI（軽度認知障害）の長谷川さんは、84歳の今、向かうところ敵なしのスマホユーザーになりました。写真を撮ったり、道順を調べたり、どこの病院を受診すればいいのかということもすべてネットで検索しています。スケジュールも、時間になったらスマホから通知が来るようにするなど、しっかりと使いこなしています。

なにかあれば電話やLINEで連絡がとれますし、道に迷っても地図アプリを使えれば大丈夫。いざというときは、GPSで追跡もできるでしょう。

スマホに慣れ親しむようになると、その刺激が認知症や、その手前のMCIに良い影響を与えるだけでなく、介護する家族も楽になります。

「どうせ無理」と決めつけずに、いろいろ試してみる、提案してあげる。

それが、お互いを「晴れ間」に導く大切な考え方です。

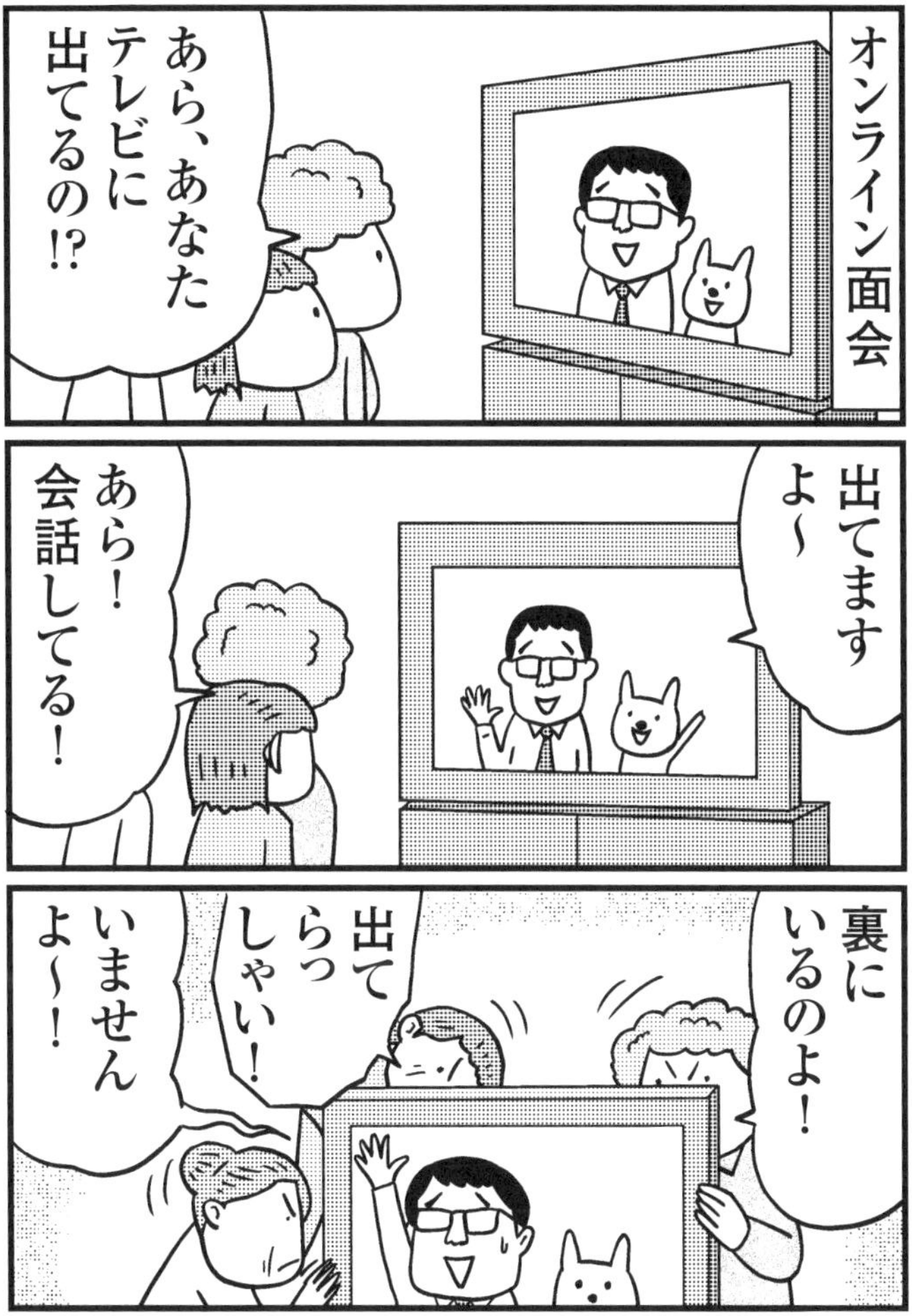
オンライン面会
あら、あなたテレビに出てるの!?
出てますよ～
あら!会話してる!
裏にいるのよ!
出てらっしゃい!
いませんよ～!

コラム 1

認知症だと思ったら……
一刻を争う「別の病気」だった！

脳に異変を感じたとき、必ずしもそれが、認知症のせいだとは限りません。

一般的にアルツハイマー型認知症は、ゆるやかに症状が進んでいきます。「あれ？　ちょっとおかしい……」と感じるＭＣＩ（軽度認知障害）の状態から、本格的な認知症に移行するまでに、大体７年ほどかかるといわれています。

逆に言えば、急に認知機能に異変が起きたときは、別の疾患を疑ったほうがよいでしょう。

67歳の大内さんは、脳卒中のために、急性期の病院に入院していました。

手術が成功し、リハビリを始めた頃、突然ハサミを顔に近づけ、

「もしもし？　あなた？　あなた？」とご主人に電話をかけ始めたのです。

「この電話、全然出ないのよ。壊れちゃったのかしら。もしもし、もしもーし」

認知症のせいでハサミを受話器と混同しているのかと思い、「おかしい、本当に通じませんね」と話を合わせたのですが、急な変化でしたし、その後も繰り返すので気になります。

そこで検査をしてもらったところ、「正常圧水頭症」という、まったく別の原因が見つかったのです。


この正常圧水頭症は、認知機能の低下以外にも、歩行のふらつきや、失禁などの症状を伴います。

認知症と重なる部分が多いことで知られていますが、もし、本当に認知症が原因でハサミを電話と間違える状態なら、初期の時期を軽く超え、概念をつかさどる領域まで苦手が起こっている状態となるでしょう。

施設に入居しているお父さんの見舞いによくやって来る還暦前の山内さん（59歳）は、ある日突然、場所や道順がわからなくなってしまいました。

直ちに病院に運び込んだところ、検査の結果は案の定、脳梗塞。

血栓が脳のある部分に詰まると、そこで受け持っている機能が急激に失われることがあります。

同様の症状には、急なしびれやまひ、よだれが止まらない、激しい頭痛、言葉が突然理解できなくなる、めまい、片側だけ視野がおかしい……などがあります。

頭を強打したあと、2週間ほどで急性硬膜下血腫や慢性硬膜下血腫を起こし、認知症と同様の症状が出ることもあります。

このように、**「急な変化」が出たら、必ず他の原因を疑うようにしましょう。**

事態は急を要する一方で、2～3時間以内に処置できると早い回復も望めます。

また、うつ病でも、物忘れや意欲の減退など、認知症の初期段階と非常によく似た症状があらわれます。

話が通じにくくなり、そろそろ年もとっているから、認知症かなと思ったら、難聴で耳が遠くなっていたということもあります。

また、入院などで環境が変わったりすると、時間や場所などがわからなくなる見当識障害が起きたり、幻覚が見えたりする「せん妄」を発症することがあります。

多くの場合、せん妄は、不調や痛みなどの体調不良が改善したり、適切な治療を行うことで回復しますが、認知症の症状と非常によく似ているため、専門家でないと区別は難しいところです。

いずれのケースも、認知症と間違われることがよくありますが、対処法はそれぞれ異なります。異変を感じたら、すぐに医療機関を受診しましょう。

認知症であってもなくても、それが「晴れ」に通じる道になるからです。

第2章

晴れ間が広がる伝え方と接し方

ちょっとしたコツがあります

何度も同じことを聞くし、
こっちの話は伝わらない。
すぐに泣いたり怒ったり、
お風呂を拒否したり。
約束も、家族のことも忘れちゃう……。
「もう、どうすればいいの⁉」
そんな混乱と困惑を遠ざけ、
晴れ間をつくるコミュニケーションの
考え方と技術の話です。

若い頃よく歌ったわね〜！
私も！
僕もよく歌いました！

不安に寄り添う「5つの会話術」

「褒《ほ》ミュニケーション」はI《アイ》とYOU《ユー》

認知症の方とのコミュニケーションは、簡単ではありません。

同じことを繰り返し聞かれたり、何度言っても話を理解されなかったり、

「もう、どげんすればいいのかわかりません！」

と苦しさを打ち明けてこられるご家族の気持ちは、よくわかります。

でも、同じことを何度も聞いてしまうのは、記憶に障害が起きているためです。話を理解できないのは、言葉に関する脳の領域が衰え、「失語」の症状が出ているためです。

そして、自分に起きている異変に気づき、失敗を繰り返す自分を、ご本人が一

番情けなく、悲しく感じていることが少なくありません。

どうか、その不安に寄り添う気持ちを忘れないでください。

とはいえ、ただ「寄り添う」と言っても、難しいこともありますよね。

じつは、**この「寄り添う」という行為は、気持ちの問題であると同時に、ものすごく技術的な問題**でもあります。

そこで、私がいつも認知症の方との会話で大切にしているのが、次の**「5つの会話術」**です。

1 うなずく
2 相づちを打つ
3 オウム返しをする
4 まとめる・要約する・ゆっくり打ち返す
5 褒める

1うなずくと2相づちを打つは、セットで対応するよう習慣づけます。

認知症の方がなにかを話し出したら、正面を向いて、**やや大きくうなずきながら、同時に「うんうん」と声に出して反応**しましょう。

「話を聞いてもらえている」と思えれば、認知症の方もまずは安心できます。

続いて、会話の中に**具体的な内容を表す単語が出てきたら、相づちに必ずその単語を交ぜ、**3**オウム返しをします。**

たとえば、「寒い」という単語が出てきた場合は、「あら、寒いんですね！」と、「カーディガンを着たい」と言った場合は「なるほど、カーディガンを着たいんですね！」と、そのまま打ち返すわけです。

相手からの会話がひととおり出切ったところで、4**内容をまとめ、要約して、ゆっくり打ち返します。**

「○○さん、寒いのでカーディガンを着ましょうね」。こんな具合です。

私（I）の感謝を伝えるか？　あなた（YOU）を褒めるか？

そして、最も重要なポイントが5の褒めること。

私は、**認知症の人とのコミュニケーションは、「褒《ほ》ミュニケーション」と呼んでもいい**と思っています。お互いがポジティブになれ、晴れ間をつくり出す重要な要素だからです。

褒めるメッセージには、大きく2つの出し方があります。

私（I）が感謝する……「ありがとうございます」「助かりました」「私、びっくりしました」「感心しました」「楽しかったです」「勉強になりました」など、「私」が主語になって、感謝や称賛のメッセージを伝える。

相手（YOU）を褒める……「すごいですね」「さすがですね」「えらいですね」「立派ですね」「一番ですね」……など、「相手」の能力や行動を褒める。

これらは「Iメッセージ」と「YOUメッセージ」と呼ばれているものですが、

相手がどちらを好むかによってメッセージの出し方を決めることが重要です。

これはなにも、認知症に限った話ではありません。

恋愛だって、「かわいいね」と言われたときと、「君といると幸せだ」と言われたときと、どっちがうれしいかは、結局その人次第ですよね。

「この人はどっちのメッセージがハマるんだろう」と普段の会話からつかんでおけば、たくさん〝あなた〟を褒めてあげるべきなのか、〝私〟の気持ちをどんどん伝えたほうがいいのか、というふうに分かれていくわけです。

私はいつも、**どんな言葉で褒められたときに、最も笑顔が大きくなるのか、声やリアクションが大きくなるかを観察し、心に響く褒め方をメモ**しています。

いい褒め方と、悪い褒め方

ところが、褒めることは案外難しいことでもあります。

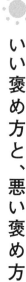

ついクセになってしまい、なんでもかんでも「すごい、すごい」と褒めがちです。

服を着ることができた、トイレをうまく済ませられたというようなことをむやみに褒められると、逆に「これくらいのことを大げさに褒めるなんて、バカにしているの？」と、不快に思われることもあります。

褒めるメッセージの出し方を間違えると、「全然褒められていない」「私のことをわかってくれない」となってしまう。

言われたほうは「私は子どもじゃない！」となってしまうわけです。

想像してみてください。大の大人であるあなたが、小学生にかけるような褒め言葉を浴びせられたら、むしろ腹が立ちますよね。

私たちはつい忘れてしまいがちですが、認知症の人は、できないこと、苦手なことが増えていくだけで、豊かな感情はしっかりと保たれています。

認知症である前に「大人《ひと》」なのです。

単に褒めるだけでなく、普段その人が、どうやって他人を褒めているかを観察することも大事です。人は、自分自身が言われて嬉しいと感じる言葉を、相手に対して無意識的に使うことが多いのです。

ですから、本人の口から出てきた「褒め言葉」を使って褒めてみましょう。

先日、86歳の佐藤さんがきれいな折り鶴を折ったので、私はつい短絡的に「すごいですね！」と言ってしまいました。

すると佐藤さんは、「なにもすごくないわよ」と不機嫌になり、私はすっかり嫌われてしまったのです。

そこで私は、佐藤さんがなにかを気に入ると、いつも「素敵ね」と言っているのに気づき、次に折り鶴を折ったときは、「素敵ですね」と言ってみました。

すると佐藤さんは、にっこりと笑い「あら、ありがとう。あなたにあげるわ」と言って、私に折り鶴をくれました。

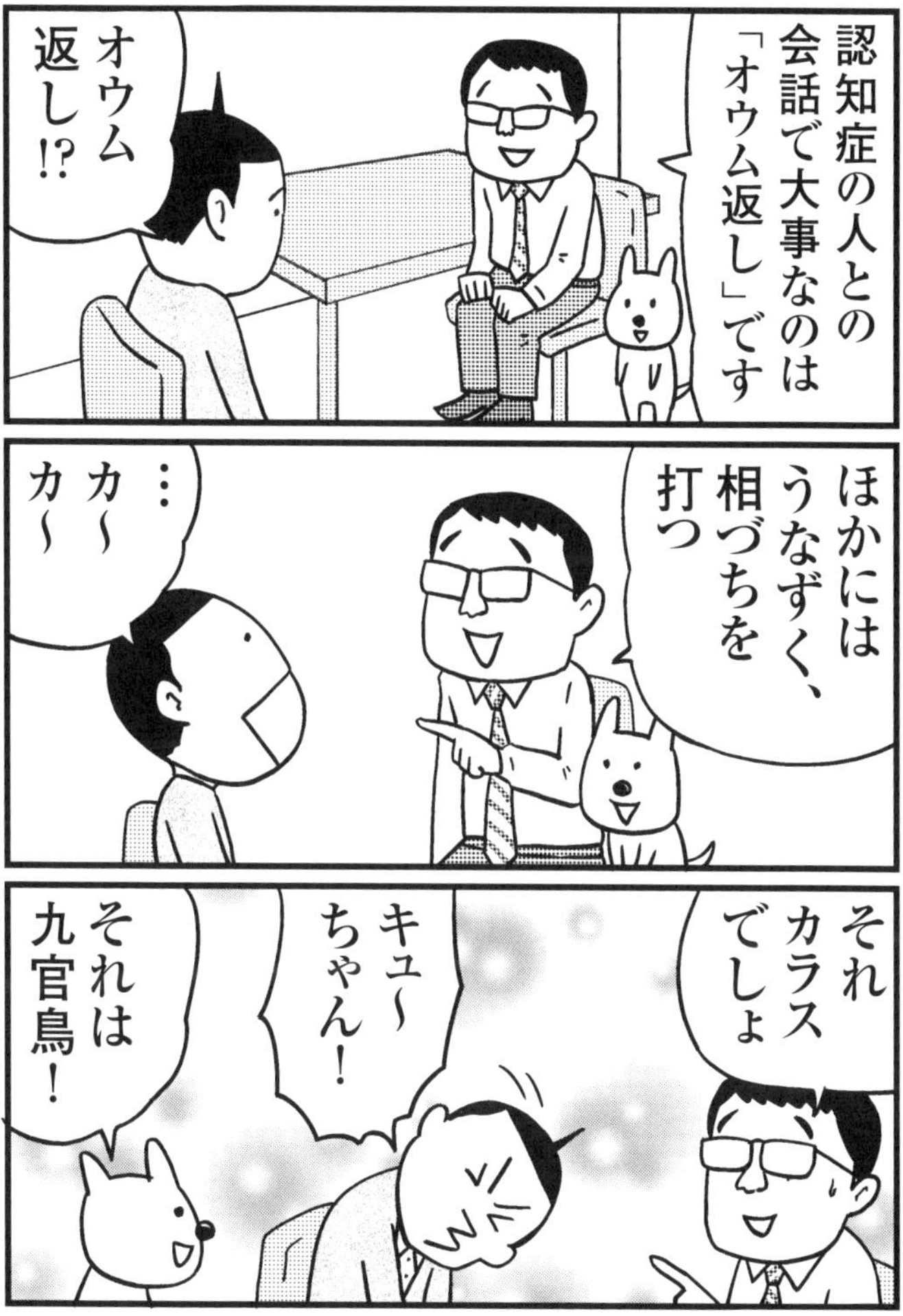
認知症の人との会話で大事なのは「オウム返し」です
オウム返し!?
ほかにはうなずく、相づちを打つ
…カ〜カ〜
それカラスでしょ
キュ〜ちゃん!
それは九官鳥!

話を理解できないときは「単語を4つ以下」にする

言葉の列車は4両編成まで

「脳いきいき教室」という、脳の健康を保つ市町村事業での話です。

2人1組で頭の体操を進めていくのですが、80代の大森さんは、先に進むことができません。「どこかわからないところがありましたか?」と聞くと、「わからないのではないけれど、もう一度教えてもらってもいいかしら」と言います。「もちろんです」と答え、最初から説明しましたが、それでもぽかんとした様子です。そして私に、困ったようにこう言いました。

「あなたの言葉は聞こえているけれど、まだ頭に届いていないのよ」

話を理解できないとき、大抵の方は「聞こえないの」「よく聞き取れないわ」という言い方をします。大森さんのように、「頭に届かない」と正確な表現で伝えてくださる方は滅多にいません。その言葉は、認知症の人と会話をするうえで、私に大きなヒントを与えてくれました。

「言葉は確実に聞こえているのに、頭に届いていない」ということは、聞き取り（リスニング）を担う脳の側頭葉にしっかり情報が届いていないということです。

理解しにくい英単語や専門用語を使いながら、速い会話スピードで話しかけられたシーンを想像してみてください。

単語の意味を一生懸命に考えている間に、話はどんどん先に進んでしまい、なにがなんだかわからなくなってしまう。認知症の人の頭の中では、普段の会話でこのような状態になってしまうことがあります。

そのときの大森さんが、まさにその状態でした。

たとえば、認知症の人に、次のように話しかけたとします。

「血圧を測ってからお風呂に入りましょう。それが終わったらお昼ご飯です。今日は焼き魚ですよ。午後のリハビリのためにしっかり食べてくださいね。夕方には自宅まで送りますので、安心してください」

これだと、明らかに情報過多。

目の前を、突然16両編成の新幹線が通り抜けたようなものです。

「ごめん、もう一度最初から話してくれる？」

「ですから、血圧を測ってお風呂に入って、そのあとにご飯とリハビリで……」

「私は、なにをしたらいいの？　どうすればいいの？」

こんなやりとりが延々と続くと、どんどん雲行きが怪しくなっていきます。

会話はひとつずつ、言葉の列車は4両まで

認知症の方との会話のコツは、**言葉の入力数を少なくすること**です。

「○○さん、□□しますよ」というところで区切りましょう。それが終わったタイミングで「次は△△しましょうね」というように、一つひとつ伝えていきます。

さらに、1回あたりの単語の使用は4語以内が理想です。

「○○さん　血圧　測りますよ」

「○○さん　お風呂　入りましょう」

「お昼ご飯は　焼き魚です」

口から出発する言葉の列車は、4両編成まで。

一連の流れですべて伝えてしまうと、頭の働きが苦手になった人には理解が追いつかず、不安しか残りません。

もうひとつ気をつけたいのが、**会話の「速度」です。**

認知症のリスクのある方や、ＭＣＩ（軽度認知障害）の方には、私たちが思っているよりもゆっくり話さないと、一つひとつの単語がしっかり頭に届きません。

ゆっくり、一語一語区切って話すこと。

読点ではなく句点を使って話すくらいの余裕が必要です。

さらに重要なのは、会話の中にジェスチャーを加えること。

食べる話なら食べる身振り、お風呂なら頭や体を洗う身振りを加えることで、視覚的な情報が脳に届き、会話の理解をうながしてくれます。

きょとんとしたり、ぽかんとしたり。理解が追いつかないことへの不安から、ソワソワ、イライラしたり、ウロウロ、キョロキョロ目が泳ぐなどの落ち着かない動作は、**あなたの言葉が「脳に届いていない」サインかもしれません。**

認知症の人とは異なる世界に日常がある私たちは、ついついいつものクセで、普段どおりの話し方をしてしまいます。**言葉を重ねすぎていないか、話すスピードが速すぎないか、一度立ち止まって、振り返ってみてください。**

それがお互いの晴れ間を増やすことを、私は大森さんから教わりました。

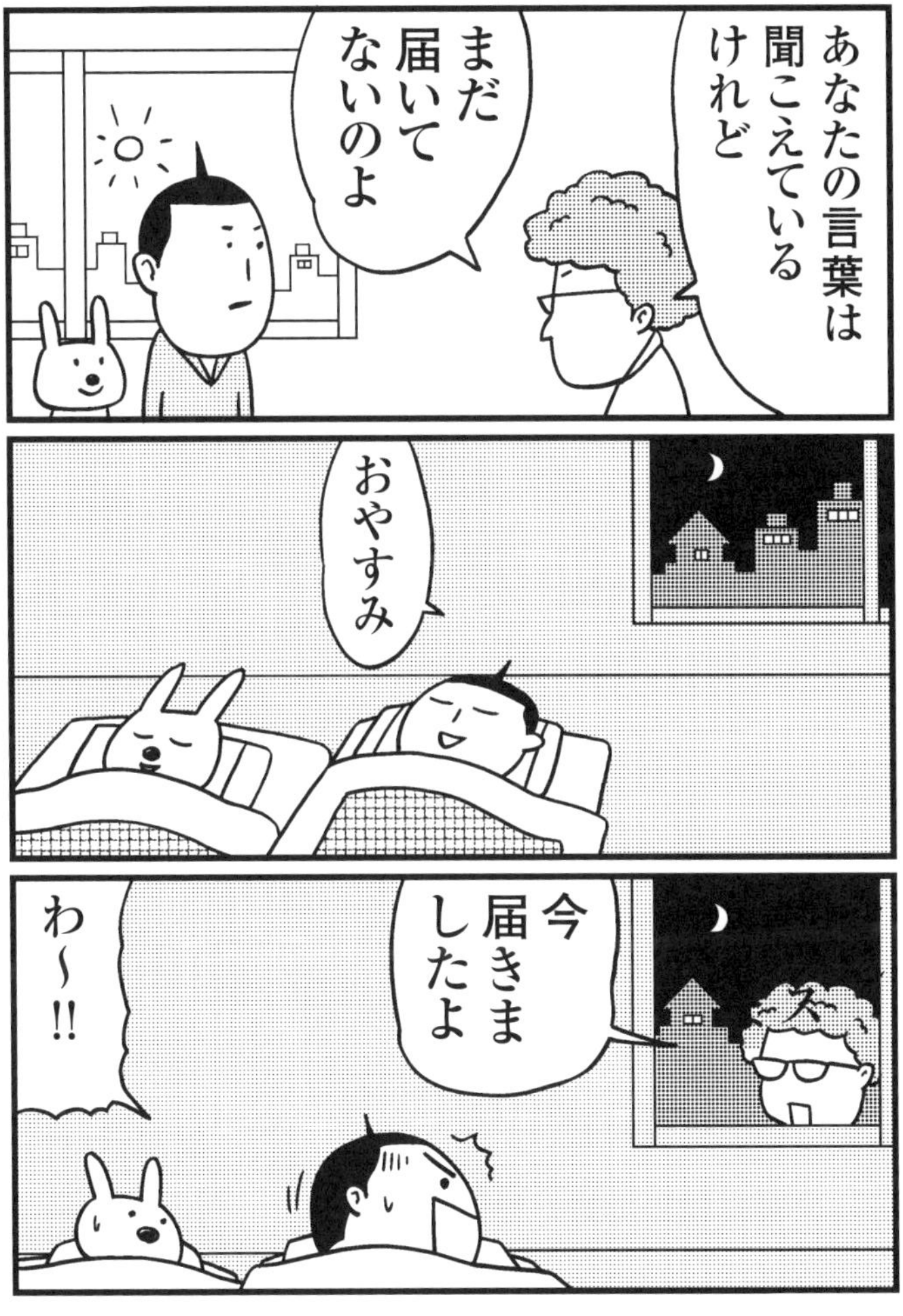
あなたの言葉は聞こえているけれど
まだ届いてないのよ
おやすみ
今届きましたよ
わ〜!!

理解してくれない、動いてくれない……。そんなときは「伝えすぎない」が正解

みんなが晴れる「省エネ介護」とは？

認知症になると、普段は問題なくできている行動が、指示されたとたんにできなくなってしまうことがあります。

たとえば、別れるときに普通にバイバイと手を振り、お箸で上手にご飯を食べている人が、「さよならと言いながら、右手を前に出して左右に振ってください」「左手で茶碗を持って、右手でお箸を使ってご飯を食べてください」と言われたとたんにできなくなってしまいます。

これを「観念運動失行」といって、認知症の人には必ずあらわれる「失行」という症状のひとつです。

「観念」によって「運動」を「失行」する。

自分で自然にやっている場合にはできるものの、誰かの指示が入ると、たちまち体を動かすための運動計画がまとまらなくなり、体を動かすことが難しくなるという現象が起きてしまうのです。


このことを知らないと、介護の場で、かなり大変なことになってしまいます。

「はい、じゃあトイレに行きますよ。まず手すりを持って、しっかり踏ん張って立ち上がりましょうね、頭を下げますよ、せーの」

観念運動失行が起きている人は、この指示でもうフリーズです。

よかれと思って、

「ほら、足を踏ん張って。太ももに力を入れなきゃ立てないでしょ？」

と言葉を重ねるほど、「どうしたもんかねぇ」と動きは止まってしまいます。

ただし、観念運動失行への対応は、決して難しくありません。

あれこれ指示をして動きにくくなるのなら、指示をしなければいいのです。

ご飯を食べるときは、「じゃあ食べましょう。右手でお箸を持って、左手でお茶碗ですよ」と指示をするのではなく、「いただきます！」と言い、食べる姿を見せるだけ。トイレに連れていきたければ、「こっちへ来てください」と手招きするだけで、自然と立ってついてきてくれます。

そうやって、動作のはじめの合図になるところだけを出してあげて、あとは自然と体が動くという状況をつくってあげましょう。

伝えすぎない。これぞ「省エネ介護」の極意

細かくていねいに伝えるほど理解が深まるというのは、私たちの常識です。ところが、認知症の人には、それが足かせになってしまうことがあります。

言いすぎない、伝えすぎない。

とくに、運動をともなう指示の場合は、それが鉄則です。

でも考えてみれば、これは、介護をする側にとってもメリットしかありません。なんとか伝えようとして言葉を尽くし、ますます伝わらなくなって、イライラしてしまうのに、正解は、「伝えすぎない」ことなんですから。最小限のコミュニケーションで、最大の効果を得る。これぞまさに**「省エネ介護」**ですよね。

ただし、絶対に削ってはいけない言葉もあります。それはやっぱり、「ありがとう」「助かったよ」などの感謝の言葉です。たとえば、立ってくれたときに「ありがとう、じゃあ行こうか」と言って手招きをすれば、感謝されたから次の動作に移れるという状況になります。そして「こうやればいいのね」ときちんと理解されるので、本人の安心につながります。

会話は、記憶に残るエピソードを「ワンテーマ」で深掘りする

「鉄板ネタ」は何度も使おう

病院や施設で、認知症の人のご家族の方が面会に来たときに、ときどき気になることがあります。

自分たちのことを伝えたいという思いが強すぎて、ついつい、近況や考えを話しながら、あちこちに話題を移していきます。

「最近夜眠れている？　ご飯はちゃんと食べないとダメだよ」
「職場でこんなことがあってさ」
「孫の○○ちゃんが、バレエの先生に褒められたんだけどね」

126ページでお話ししたとおり、これでは認知症の方にとって、入力過多の状態。理解が追いつかず、ひたすら相づちを打つばかり。

やがて飽きてしまったり、不安な様子を見せたりすることがよくあります。

認知症の方との会話は、**「ワンテーマ」**にしぼりましょう。

次々と会話を横に広げていくのではなく、**本人が主役になれるテーマに徹して会話を「縦に深掘り」していくこと。**その際のヒントになるのは、**本人の若かった時代、一番苦労した時代、頑張った時代の話**です。

先日も、デイサービスの現場で、こんなことがありました。

認知症の方7~8人でお茶を飲んでいたのですが、かれこれ30分も会話がありません。こんなときのために、私が常備している必殺技が、パソコンに年代ごとにまとめている昔の音源です。

そのときは80代の方が多かったので、藤山一郎さんの『長崎の鐘』や、美空ひばりさんの『銀座カンカン娘』など1949年の曲を流したら、これが大ヒット。「あら、懐かしいわね」という誰かの言葉をきっかけに、自然とみんなが口ずさみ始めて、そこから1時間、会話が途切れることはありませんでした。

こんなふうに過去の記憶と結びつけていろいろと思い出し、語り合うことを「回想法」と呼びます。記憶をもとにした会話で脳が活性化し、活動力や集中力が保たれるだけでなく、懐かしい気持ちになれた、いい話ができた、という安心感や満足感を得られます。介護や医療の現場でも用いられているのですが、普段の会話でも、積極的に過去の記憶を刺激するようなテーマを選んでみてください。

施設では、昔のヒットソングの音源や、昔使っていた遊び道具を準備したり、ご家族に思い出のアルバムなどを用意してもらったりすることがあります。

ご家族なら、料理をしながら口ずさんでいた曲、何度も聞いた思い出話など、そこかしこにヒントが残っているでしょう。

ハマる「ワンテーマ」の探し方

どうしてもテーマに困ったときは、「戦時中は空襲が怖かった」「ご飯は麦と芋ばかりだった」「終戦後、国民学校の教科書に墨を塗った」「電話・テレビが初めて家に来た」など、感情を揺さぶられた思い出は、記憶に残りがちです。

ファッションや食べ物、音楽や映画、家電などの流行もいいですね。**とくに音楽は脳に直接響きます。**人生のシーンとともにあった曲はなかなか忘れません。

その際は、「当時はもんぺを穿《は》いていましたよね」「麦ご飯ばかりでしたね」なんて具合に、同世代のように話を合わせるのも手です。

「それ、私は知らないわ」なんて言われてしまうこともありますが、**相手の「わかる」「知っている」の波に合わせながら、**会話を紡いでいくのがコツです。

少し専門的な話をすると、**社会的な役割に変化があった最初の数年間の記憶は**

残りやすいという研究があります。

まず、子どもとしての役割が強い5歳前後の記憶、学生としての役割が強い15歳から18歳頃の記憶、当時の人が社会人として役割を果たし始める18歳から20歳頃の記憶。そして時が進み、社会人としての晩年を迎え、自分の両親が亡くなっていく50代の記憶も色濃く残ります。

こうして年代ごとに記憶を虹のように重ねていくことを「キャリアレインボー」と呼び、会話の糸口を探るうえでもヒントになります。

もしも大当たりの「ワンテーマ」を掘り当てたら、その話は何回でも繰り返し使いましょう。いわゆる「鉄板ネタ」にしてしまうのです。

饒舌に語ってくれる話は、ご本人が人生の中で大切にしてきた思い出です。

私たちはつい、「この話、前もしたよな?」と考えてしまいますが、認知症の人は数分前に話した記憶さえ苦手になります。ただ、あなたと話して「楽しかった」という記憶だけが残ります。同じ話を何度繰り返しても、問題ないのです。

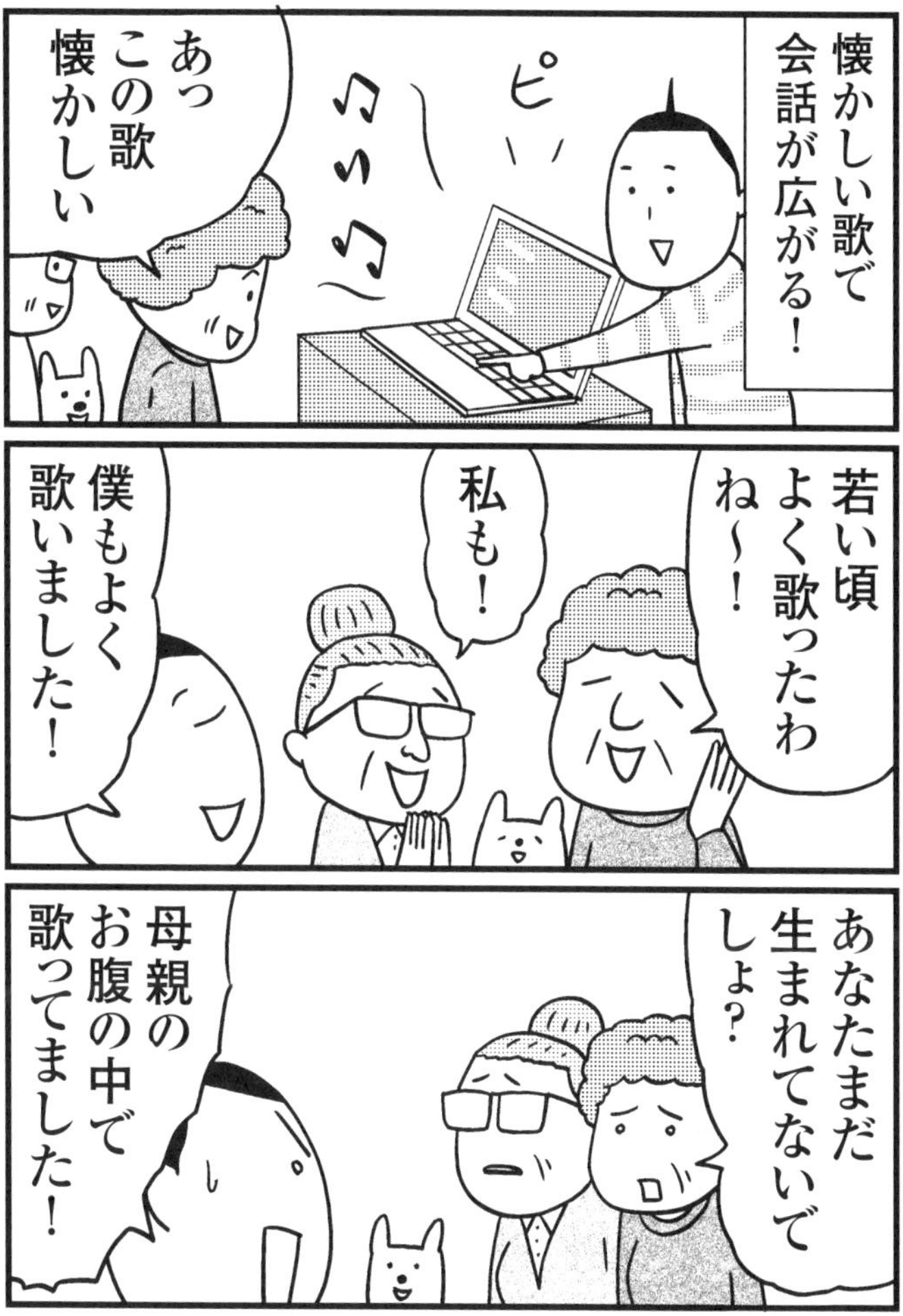
懐かしい歌で
会話が広がる！
ピ
あっ
この歌
懐かしい
若い頃
よく歌ったわ
ね〜！
私も！
僕もよく
歌いました！
あなたまだ
生まれてないで
しょ？
母親の
お腹の中で
歌ってました！

「ダメ！」の一言が行動を止めてしまう。危険でなければ「失敗もOK」と考えよう

喜怒哀楽のバランスは「4：1：2：3」

「ダメだって、違うって、無理だって、だからそうじゃないって！」

介護のときに、つい言ってしまうこんな言葉。

起こりうる失敗や危険を想定したうえで出た「ダメ」なのですが、その背景の部分をはしょってしまうと、言われた本人には「ダメ」という言葉だけが残ります。


こうした否定言葉は、「否定された」「拒絶された」という負の感情が生まれて、本人の動きにロックをかけてしまうため、介護の現場では**「スピーチロック」**、もしくは「言葉の拘束」と呼ばれています。

あるお坊さんの説法で**「喜怒哀楽の4：1：2：3のバランス」**という話を聞きました。喜びが4つ、怒りが1つ、哀しみが2つ、楽しみが3つ。これが人生のバランス。もっと言えば、今日一日が、このバランスで成り立っていれば十分だよ、という意味です。私は仏教徒ではありませんが、なるほどと思います。

認知症の人は、記憶は苦手になっていますが、感情は豊かに残っています。否定ばかりされてしまうと、怒りと哀しみが1や2では済まないわけです。

その結果、「この人はいやな人だ」「すぐに怒る」という意識が刷り込まれ、心の「ブラックリスト」に載ってしまうと、なにを提案してもうまくいきません。お茶をお出ししても、ひと口も飲みません。リハビリにも行きませんし、トイレにも行きません。つまり、**「あなたとするのはいや」**ということですね。

つい私たちは、それを「介護拒否」と言ってしまいますが、**そうさせたのは認知症なのか、関係性のせいなのか**と考えると、後者であることが多いのです。

スピーチロックを防ぐためには、頭ごなしに否定しないことです。

先日も、グループホームで認知症の方が、車いすのフットレストに足を乗せたまま立ち上がろうとしていました。

そのままだと車いすごと前に傾き、転んでしまいます。

そこで職員が思わず「立っちゃダメ！」。


そういうときは、あらかじめフットレストを外しておきましょう。

「こっちのほうが楽ですよ。外しておきますね」と説明して、床に足を下ろした状態で座るようにする。立っても大丈夫な環境をつくってあげて、否定的な言葉で動きを止めるような状況を回避するのです。

「あえて失敗させる」ことでフリーズ回避

また、**危険のない小さな失敗だったら、「あえて失敗させる」**というのも手です。

たとえば、認知症の方の中には、フォーク1本と箸1本でご飯を食べようとする人もいます。当然、うまく食べられません。

そんなときには、「うまく食べられない」という経験をあえてさせてあげてから、箸2本で食べる姿を目の前で見せてあげると、「そうすればいいのか」となります。

中には、靴とサンダルを片方ずつ履いてしまう人もいます。

でも、その場では言いません。

玄関から出たときに指摘するのですが、そのときの言葉は、「間違ってますよ」ではなく「あれ？　○○さん、足が痛いんですか？」です。

「いや痛くないよ」「なんだぁ、足が痛いのかと思いました。片方、サンダルですよ」というやりとりで「あ、本当だ（笑）」という「晴れ」に流れが変わります。

ただ……毎回これをやっていると、家族は大変。先回りして、履いてほしい靴だけを出して失敗を防いだほうが楽ですし、そこに罪悪感は持たないでください。

失敗させたり、先回りしたり。その両方を使い分ければよいと思います。

スピーチロックは、「否定的な言葉」以外にもたくさんあります。

たとえば、つい言ってしまいがちな「ちょっと待ってて」。

言われたほうにすれば、「どれくらい待っていればいいの？」となって、動きがとれなくなってしまうことがあります。また、「待ってて」には、命令のような強さがあります。結果として、自分から行動しようという意欲を失わせたり、被害妄想につながったりして、症状が悪化してしまうことも。

スピーチロックになりかねない言葉は、できるだけ置き換えていきましょう。

「ちょっと待ってて」ではなく、「○○を済ませちゃうから、あと5分くらい待っててもらっていい？」。

5分という数字を手で表しながら、視覚的に覚えやすく伝えます。

こうして、待つ理由と時間を説明し、視覚的な記憶を強化した状態でお願いする形をとることで、安心感と信頼感が生まれます。

「スピーチロック」言葉は こんなふうに置き換えよう

○○しないで	代わりに○○をしてもらえる?
これでいい?	これなら不安はない?
今忙しいから	○分後にはできるから待っててね
無理だよ	別の方法を考えてみない?
そんなはずないよ	そう思ったんだね。私の考えでは～
またやっちゃったの?	そういうことってよくあるよね
なんでできないの?	こうするといいよ／どこがわかりづらかったか教えて
いいからやって	私はこう思うんだけど、どうかな?
違うよ	なるほど～。惜しい!代わりにこうしてみない?

頼り頼られの関係をつくるコミュニケーション術

NGワードは「どう」「なにか」「なんでも」

79歳の館山さんは、私の知る中で、一番認知症と上手に付き合っている方です。会えばすぐに手を振ってくれる、コミュニケーションばっちりのおばあちゃん。数秒から数十秒前の記憶が消えてしまうことがありますが、そんなときでも館山さんは、「だから、あなたがたが覚えておかなきゃ！」と屈託《くったく》がありません。

館山さんが素敵なのは、とにかく「頼り上手」なこと。

自分が苦手になった能力や、失われた能力を、周りの人にうまくカバーしてもらっています。

先日も館山さんは、家のカギをどこに置いたか思い出せなくなりました。
そのときの対応が見事で、下校途中だったお孫さんの友だちに、学校に戻って
お孫さんを呼んできてもらうように頼んで解決したといいます。
「よく友だちを覚えていましたね」と私が言うと、「私が覚えているわけないで
しょ。孫と同じくらいの身長なら、みんな孫の友だちよ！　同じ学校なんだし」。
つまり、たまたま通りがかった同じ世代の子どもを頼ったという話でした。
そして、あっけらかんと笑いながら、こう言ったのです。

「『助けて』は、言ったもん勝ちなのよ」

以来私は、事あるごとに、この館山さんの言葉を人に話すようにしています。

認知症になるということは、苦手が増えていくということです。
症状の進行とともに、その範囲もどんどん広がっていきます。

もっと言えば、認知症に限りません。

年をとれば、遅かれ早かれ、誰かを頼らざるをえないのです。

だったら、**早い段階から、「誰かを頼る練習」をしておく必要があります。**

でも、高齢者の多くは、親や先生から「人に迷惑をかけずに生きなさい」と言われて育ってきた世代です。とくに、初期の認知症の方ほど「迷惑をかけたくないから、しっかりしなきゃ」と頑張りすぎてしまいます。

これを自立と解釈すれば立派ですが、困ったときにも人に頼れない、頼りベタの原因になってしまっている人が多いと感じます。

同時に、自立心が強すぎて、「自分は頼らなくても十分やれる」というプライドを持っている場合もあります。

認知症の方は、しっかりしていた頃の自分に戻ろうとしますが、戻るべき場所

は、そこではありません。

今の自分を受け入れたうえで、周りを巻き込み、頼りながら上手に暮らすこと。

それが、お互いの不安と負担を減らし、「晴れ」を増やすことにつながります。

「最近どう？」「なにか困ってる？」では答えてくれない

認知症の方に、うまく頼ってもらうためには、まず「困りごと」を引き出しましょう。ところがここで、私たち専門職でも引っかかりがちな落とし穴が。

それは、**「どう」「なにか」「なんでも」**という言葉です。

「最近どう？」

「なにか困っていることはない？」

「なんでも話してね」

「どう」は範囲が広すぎて、なにを答えればいいのかわかりません。

体調がどうなのか、頭の具合がどうなのか、家族との関係がどうなのか……。いろいろな「どう」があるので、それがわからない。

「なにか」や「なんでも」も同じこと。

本人は混乱した末に、「大丈夫」「とくにないわ」と答えます。

それよりも、「息子さんとの関係はどうですか？」「生活の中で不便なことはないですか？」というように、ピンポイントで受け止められるような言葉を投げてあげると、脳がキャッチしやすくなります。

さらにそこで、「たとえば」を使えば、より効果的。

「なにか生活の中で不便はなかったですか。たとえば財布がなくなったとか」と聞くと、「財布はなくなっていないけれど、そういえばカギが……」というように、記憶がリンクしていきます。

相手が思わず頼りたくなる一言

こうして困りごとを引き出したとしても、やっぱり「助けて」がうまく言えない方もいます。

本人の自尊心、自立心を傷つけずに上手に頼ってもらうコツは、

「私がしたいから、させてほしい」
「力になれるとうれしいから、私がやるね」

というように、「それが私の喜びだから」というメッセージを添えること。

心の負担が軽くなり、「じゃあ、今回は頼っちゃおうかしら」とスムーズに事が運びます。「頼っていいんだよ」と言わずに頼ってもらう、これもひとつのテクニックとして、ぜひ覚えておいてください。

そして、ただ一方的に頼らせるだけではなく、「じゃあ洗い物は私がやるから、お母さんは洗濯物を畳んでね」など、**お互いをカバーし合えるような提案を含めると**、よりグッドです。本人も負い目を感じずに、むしろ「自分が役に立ってい

る」と前向きにとらえられます。

献立を考えるときに頼るのもいいし、子どもの世話で頼りにしてもいい。

この「頼り頼られ」の関係を、いろいろな場面で見つけられるといいですね。

とくに**「味付け」の確認は、ぜひ頼ってみてほしいです。**初期の認知症では嗅覚の障害があらわれたり、味覚が変化したりすることがあります。ただ、この時期であれば症状は深刻ではないので、味見や仕上げの味付けをお願いして、「まだ人の役に立てるんだ」という自信を持ってもらうことも重要です。

なお、「頼る」は、必ずしも実際に役に立っていなくても構いません。「頼られている」と本人が実感できるシチュエーションをつくってあげることが大切です。

そして「おかげで助かるよ」という感謝も忘れずに！

こうして、「頼る練習」を続けていくと、困りごと、苦手が出てきたとき、頼ってもいいのだと考えてくれるようになっていきます。

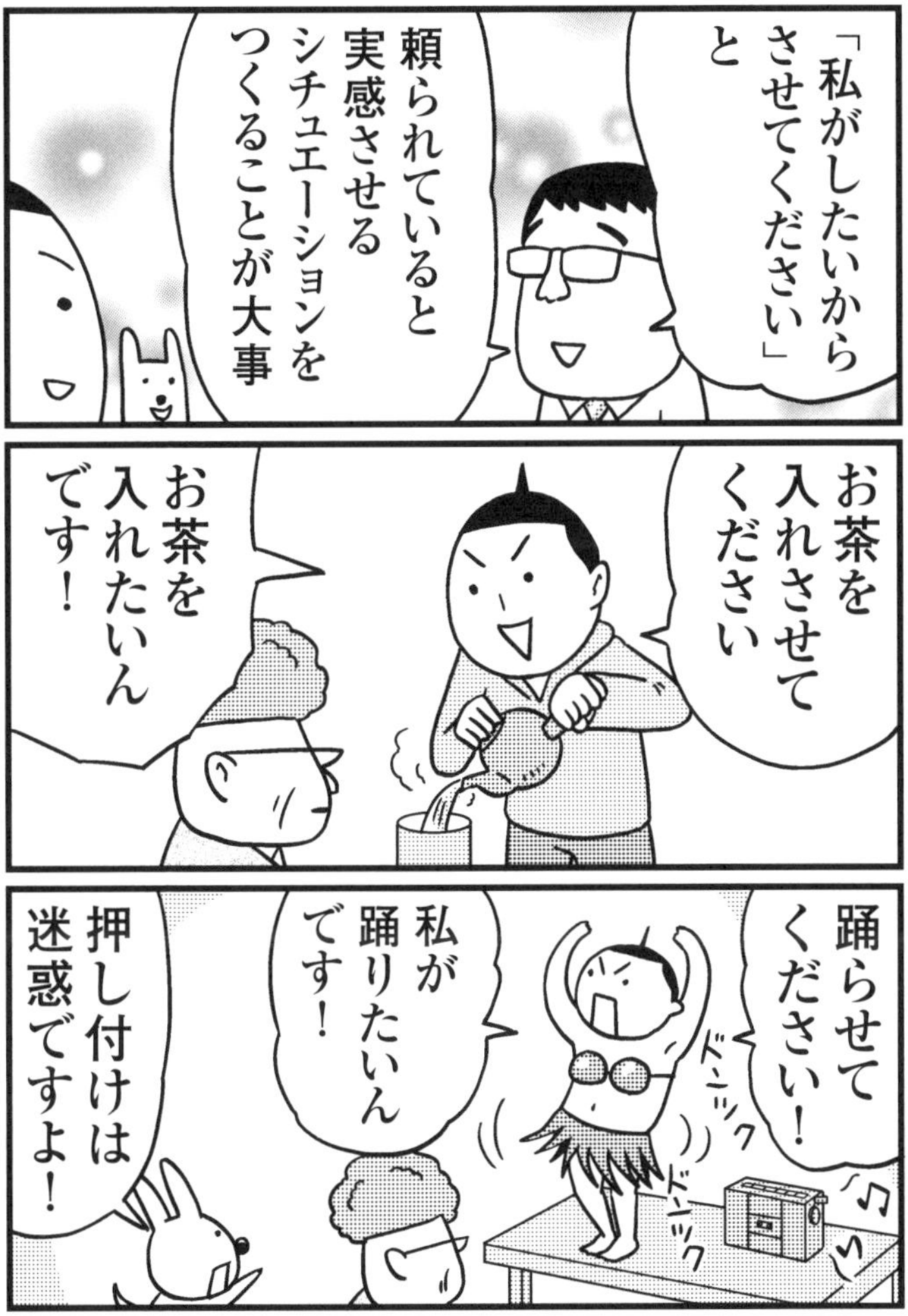

「私がしたいからさせてください」と
頼られていると実感させるシチュエーションをつくることが大事
お茶を入れさせてください
お茶を入れたいんです！
踊らせてください！
ドンツク
ドンツク
私が踊りたいんです！
押し付けは迷惑ですよ！

「この人覚えてる？」「これなにか知ってる？」その「クイズ」が相手を追い詰める

……クイズの答えは先に出す！

認知症の方のご家族に、「絶対にやめてください」とお願いしていることがあります。それは、**「記憶の確認クイズ」**を出してしまうこと。

「今日は何月何日か言える？」
「今どこにいるのか、わかる？」
「孫も連れてきたよ。名前なんだったっけ？　前も来たでしょう？」

施設に面会に来られるご家族でも、このように質問を畳みかけるケースが少なくありません。

認知症がどれだけ進んでいるのか確かめたくて、つい聞いてしまう気持ちはよくわかりますが、認知症になっても、人格やプライドは当然残っています。試されるようなクイズは、苦痛でしかありません。

ましてや、答えられなかったら自信を失いますし、ご家族も「前より悪くなった」とショックを受けます。お互いが、曇りを通り越して「大雨」になってしまうような質問を、あえてする必要はありませんよね。

認知症になると、記憶障害とともに、「見当識障害」が始まります。

「見当識」とは、「時間」「場所」「人」、つまり「いつ」「どこ」「誰」に関わる認知機能のことです。**アルツハイマー型認知症では、比較的初期の段階でわからなくなるのが「いつ」と「どこ」。そして中期になると「誰」が苦手になります。**

人の顔がわからなくなる症状を「相貌失認《そうぼうしつにん》」と呼びます。

私たちは、人の顔を「後側頭葉《こうそくとうよう》」と呼ばれる場所で覚えています。さらに、家族のような大切な人の顔は、側頭葉の先端にある「側頭極《そくとうきょく》」で記憶します。

顔は顔でも違う場所で覚えていて、家族の顔は忘れにくいのですが、症状が進行したり、施設などに入居して毎日顔を合わせなくなったりすると、記憶から抜けてしまったり、別の人と間違ってしまうことも増えていきます。

これはご家族にとって、大変ショックな出来事に感じられるため、ついつい「わかる？　わかるよね⁉」と必死になってしまうのです。

大切なのはクイズではなく、いち早く自分から名乗って答えを明かすこと。

「○○よ」と名乗ることで、脳の記憶の部分と顔が一致し、「おお、○○か」とわかってもらえます。

場所のことが苦手ならば、「ここは○○だよ」と教えてあげましょう。

私たちだって、電車に乗って寝過ごすと、今どこの駅付近なのかわからなくなるときがありますよね。

そして、次の駅のアナウンスが流れると、ホッとするわけです。

これと同じで、先に情報を与えてあげることで、本人は安心します。

認知症の方に対しては、不要なクイズを出すよりも、むしろ**先に答えを教えてあげるような形でコミュニケーションを進めてください。**

アドバイスの失敗と、そこから見えた光

78歳の高田さんは中等度の認知症で、「いつ」がわからなくなっています。

今日の予定も忘れてしまうので、近所に暮らす息子さんのお嫁さんが、毎朝電話でその日の予定を確認してくれていました。

しかし、やっぱり「記憶の確認クイズ」を出してしまいます。

「お義母さん、今日の予定わかる？」「ほら忘れてる。昨日も言ったでしょ？」

そして「今朝も義母に電話で予定を聞いたけど、まったく覚えていないのよ」

と私に、なんの悪気もなく言ってくるのです。

私は、お嫁さんの頑張りを認めたうえで、「もし毎日お義母さんの家に立ち寄れるなら、明日の予定を書いて置き手紙をしませんか」と提案しました。

しかし、この提案は失敗でした。

せっかく置き手紙をしても、高田さんはその手紙をなくしてしまうといいます。箱の中に入れたり、バッグやズボンのポケットに入れてわからなくなったり。

お嫁さんは、「もうこんなに苦労して書いても意味がない！　私だけ頑張っていて、バカみたい。家に行くのもいやになる」と言い出す雨模様。

結果的に的外れな提案となったことをお嫁さんに謝罪しながらも、このとき、解決に向けた一筋の光が差していました。

「なるほど。大切な置き手紙だから、なくさないようにしまっておかなきゃという心理か。高田さんは、本当にまじめな人なんだな」

ホワイトボード1枚で「晴れ」はつくれる

その反省から、次に、しまうことのできない**ホワイトボードを買って渡したら、これが大当たり！**

高田さんの家の電話の横に置いてもらい、お嫁さんが毎朝、電話で伝える予定を、自分で書いてもらいます。

毎朝、昨日の予定を消して新たに書き記すわけですから、そこに書いてあることは、すなわち「今日の予定」だと高田さんにもわかります。

また、「○○さんと会う約束だったよね」「みんな待っているから行ってね」という具合に心を揺さぶるメッセージを添えてもらったのも、効果的でした。

こうして高田さんの問題は、ホワイトボード1枚で解決することができました。

高田さんは、お嫁さんの手紙をなくしたのではなく、大切にしまっていたのです。

どこにしまったか、そのこと自体は忘れてしまったのですが、お嫁さんの気持ちだけは、しっかり届いていました。

「失敗は成功の母」と言いますが、曇りのち晴れ、雨ときどき晴れのつもりでいてください。

失敗を繰り返しながらも、少しずつ解決に向かっていきます。

考えること、試してみることをやめないことですね。

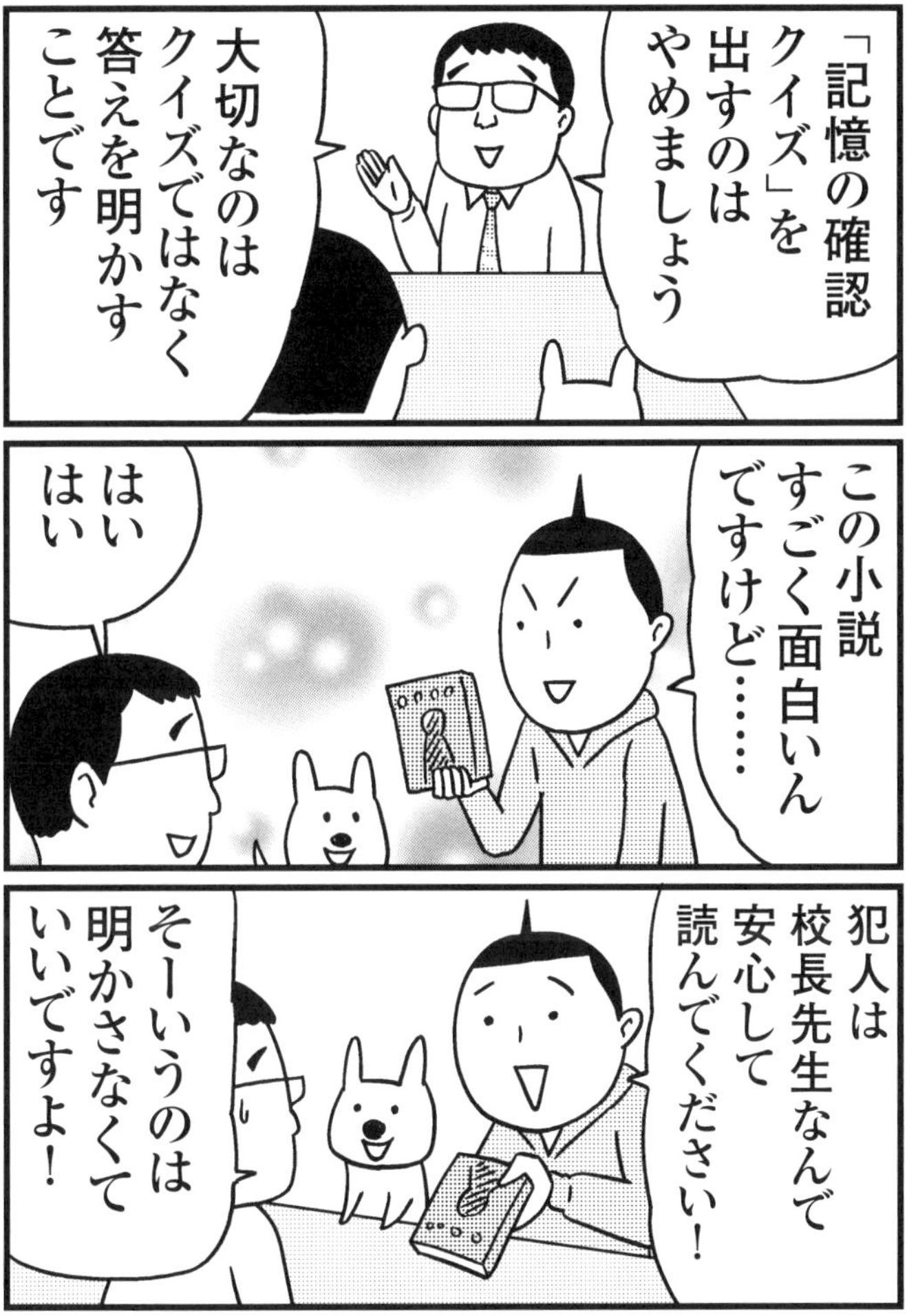
「記憶の確認クイズ」を出すのはやめましょう
大切なのはクイズではなく答えを明かすことです
この小説すごく面白いんですけど……
はいはい
犯人は校長先生なんで安心して読んでください！
そーいうのは明かさなくていいですよ！

物の収集、買い置き、捨てられない……。不可解な行動の理由とは？

「不安」を聞き出して「安心」に変える

「なんでこんな物を持っていく必要があるんですか？　重たいし、なくしたら困るでしょう！」

「でも、なくしたら大変だから、大事に持っておかなきゃ……」

これは、あるデイサービスの職員が、78歳の唐沢さんをお迎えに行ったときの、玄関先でのやりとりです。

職員の言葉どおり、唐沢さんのリュックはパンパン。中には、上下の洋服とパンツが2組ずつ、大きなドライヤー、さらにはテレビのリモコンまで……。

上下の洋服とパンツは、最近増えているトイレの失敗に対応できるよう準備していたものでした。

また、ドライヤーがなくなったら髪が乾かせないし、リモコンがなくなったらテレビが見られません。ならば、家に置いておくのが一番安全なはずですが、認知症の人は**「肌身離さず持っておかなければ」**と考えてしまいます。

じつはこういったことは、認知症介護の現場でしばしば起こります。

私たちも、「あれもこれも必要」と考えて、つい大荷物になってしまうことがありますが、認知症の人は、それが度を越してしまうのです。

ご家庭で出がけにこうしたことが起きた場合は、「必要ない」と言って取り上げるのではなく、**「これ、大切なものだから、私が預かっておくね」**と言えば「お願いね」と安心して渡してくれます。あとは、こっそり家に戻しておけば大丈夫。

認知症の人は、それが「今」持っていかなければならない大切なものだと考えていますが、しばらくすると忘れてしまうこともよくあります。

ため込んだものを捨ててはいけないワケ

「なくなったらどうしよう」という不安が、**「収集癖」**として出る人もいます。

「またこんなにゴミを集めて！　全部捨てるから！」

同居の息子さんにそう叱られたのは、82歳の中沢さん。

中沢さんは中等度の認知症で、ティッシュペーパー、トイレットペーパーを大量に持ち帰り、ため込んでしまいます。

こうした収集癖は、認知症になると必ずあらわれるわけではありませんが、大切なもの、誰かの役に立つものと感じると、頑張って集める傾向にあります。割り箸や使い捨てスプーン、おてふきやタオルなどさまざまですが、その中でも、とくに人気なのが紙類です。


でも、**奇怪な行動に見えても、本人には集める理由があります。**

とがめるよりも、「たくさん集めたね！」「これだけあれば安心だね」と受け入れて、そのあとに「なぜ集めているの？」と理由を聞いてみてください。

中沢さんは、オイルショックで紙不足を経験した話を聞かせてくれました。

そして、息子さんが風邪を引きやすく、大量にティッシュを集めた話も。

私たちだって、コンビニや惣菜屋さんでもらった割り箸やおしぼりを、「いつか使うだろう」と保存して、結局使わずにためてしまうことがありますよね。

それと同じで、**「切らしたら困る」「たくさんあれば安心」「念のため、念のため……」という思いが、認知症のためにどんどん加速してしまう**のです。

本人としては、毎日コツコツ、必死に集めたものですから、**叱責したり、ましてや勝手に捨てたりしたら逆効果。**

意固地になってさらに集めたり、「あなた、盗ったでしょ！」と「物盗られ妄想」（96ページ）が起こったり、不安や不満の悪化につながりかねません。

危険だったり、不衛生だったりするものでなければ、しばらく見守ってあげるのが、お互いに「晴れ」をつくる原則です。

「お風呂には入りたくない！」と言っていた頑固な人が一転した理由とは？

「誰が言うか」もすごく大切

「お風呂に行きましょう」

「入らない！／今日は行かない／体がきついから……」

症状が進んでくると、認知症の方は、入浴を避けるようになります。

その理由はさまざまで、介護されることに慣れていない、一人で入りたいというケースもあります。

また、認知機能の衰えから、衛生観念が欠如していたり、臭いがわからなかったり、入浴の手順がわからず面倒だったりする場合もあります。

81歳の田畑さん（男性）も、その一人。

この日も職員が、「せっかくお風呂の日ですから、入りませんか？」「お茶飲んだら入りましょう」と、代わる代わる声をかけています。

しかし、田畑さんの腰は重いまま。「体が重い」「ちょっと風邪気味」……。

どこまで本当かはわかりませんが、とにかく入りたがりません。

そこに、入所まもない20歳の新人女性職員がやって来て、こう言いました。

「田畑さん、じゃあ私と入りましょう」

すると田畑さんは、むくっと起き上がって「行こう！」と即答。

これには周囲からも笑いがこぼれます。きっと、その職員がお世話をしてくれるのではないかと淡い期待を持ったのでしょう。

もちろん、お風呂の入口まで誘導されたあとは、担当の職員に引き継がれるわけですが、それでも一度心が動けば、体も動き出します。

やはり入浴をいやがっていた別の方は、「明日はお医者さんの診察があるのでお風呂に入っておきましょう」と声をかけられると、「ありゃま、じゃあきれいにしとかなくちゃ」と妙に納得して動き出したこともありました。

入浴に限らない話ですが、なかなか心が動かない認知症の方を刺激するには、**「誰が言ったか」「どう言うか」が重要になる**ことがあります。

まだその時間ではないのに「もう遅い時間だ、家に帰らなきゃ……」と急にあわて始めた84歳の山田さんには、「さっき息子さんの浩二さんから連絡があって、こっちでご飯食べてきてって言ってましたよ」と告げると安心してくれました。

山田さんは、息子さんの言うことなら素直に聞くのです。

説得よりも納得。「あの人の言うことなら」ということです。

「誰を尊敬しているか」を知っておく

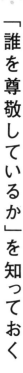

郵便はがき

105-0003

切手を
お貼りください

（受取人）

東京都港区西新橋2-23-1
3東洋海事ビル
（株）アスコム

ボケ、のち晴れ
認知症の人とうまいこと生きるコツ

読者　係

本書をお買いあげ頂き、誠にありがとうございました。お手数ですが、今後の出版の参考のため各項目にご記入のうえ、弊社までご返送ください。

お名前	男・女	才
ご住所　〒		
Tel	E-mail	
この本の満足度は何％ですか？		％
今後、著者や新刊に関する情報、新企画へのアンケート、セミナーのご案内などを郵送またはｅメールにて送付させていただいてもよろしいでしょうか？		□はい　□いいえ

返送いただいた方の中から**抽選で3名**の方に
図書カード3000円分をプレゼントさせていただきます。

当選の発表はプレゼント商品の発送をもって代えさせていただきます。
※ご記入いただいた個人情報はプレゼントの発送以外に利用することはありません。
※本書へのご意見・ご感想およびその要旨に関しては、本書の広告などに文面を掲載させていただく場合がございます。

●本書へのご意見・ご感想をお聞かせください。

ご協力ありがとうございました。

「お医者さんに診てもらう」と似ていますが、**「お医者さんがそう言っていたよ」などと、職業や肩書を使うと認知症の方の心を動かしやすいです。**

世代的にも、「先生」と呼ばれる立場の人の言うことは、やはり聞いておこうという記憶が残っているケースが多いようです。

お尻の傷をどうしても見せてくれなかったおじいちゃんは、「医者の先生から見ておくように言われました」という言葉一発で見せてくれました。

そこで私たちは、ときには白衣を着て医師を演じることもあります。

急に着るものが変わると同じ人物だと認識しにくくなる（218ページ）状況を利用して、「えらい先生が現れた」シーンを作り出します。

ついていいウソがどこまであるかは別として、生活の質を保つための、誰も傷つけないウソは、部分的にはありでしょう。

言うことを聞く対象は、一番信頼している人、尊敬している人、最も愛情がある人です。息子さん、娘さん、お嫁さん、施設の相談員さん、ケアマネジャーさんなど、人それぞれ。

そこで、**普段の会話や反応からその人物を探り当てられると、いろいろとスムーズにできるようになります。**

「○○さんはすごい」「○○先生って優しいのよ」「うちの息子はいつも優しいんです」など、会話の中で具体的な名前が出てくる人も、最有力候補です。

とくに、**かわいがってきたお孫さんはこのケースに当てはまる確率が高いです。**

孫の言うことを素直に聞くなら、たとえば遠くに住んでいたとしても、電話やビデオ通話で助けてもらうこともできるでしょう。

私もじつは、「かわいい孫」の一人でした。認知症になった祖父がどうしても車の運転をあきらめられず、キーを預けることも納得していなかったのですが、私が「じいちゃん！　急に車が必要になったので、助けてほしい」と頼むと、心が動いたのか一転して、笑顔で納得し、車ごと預けてくれました。

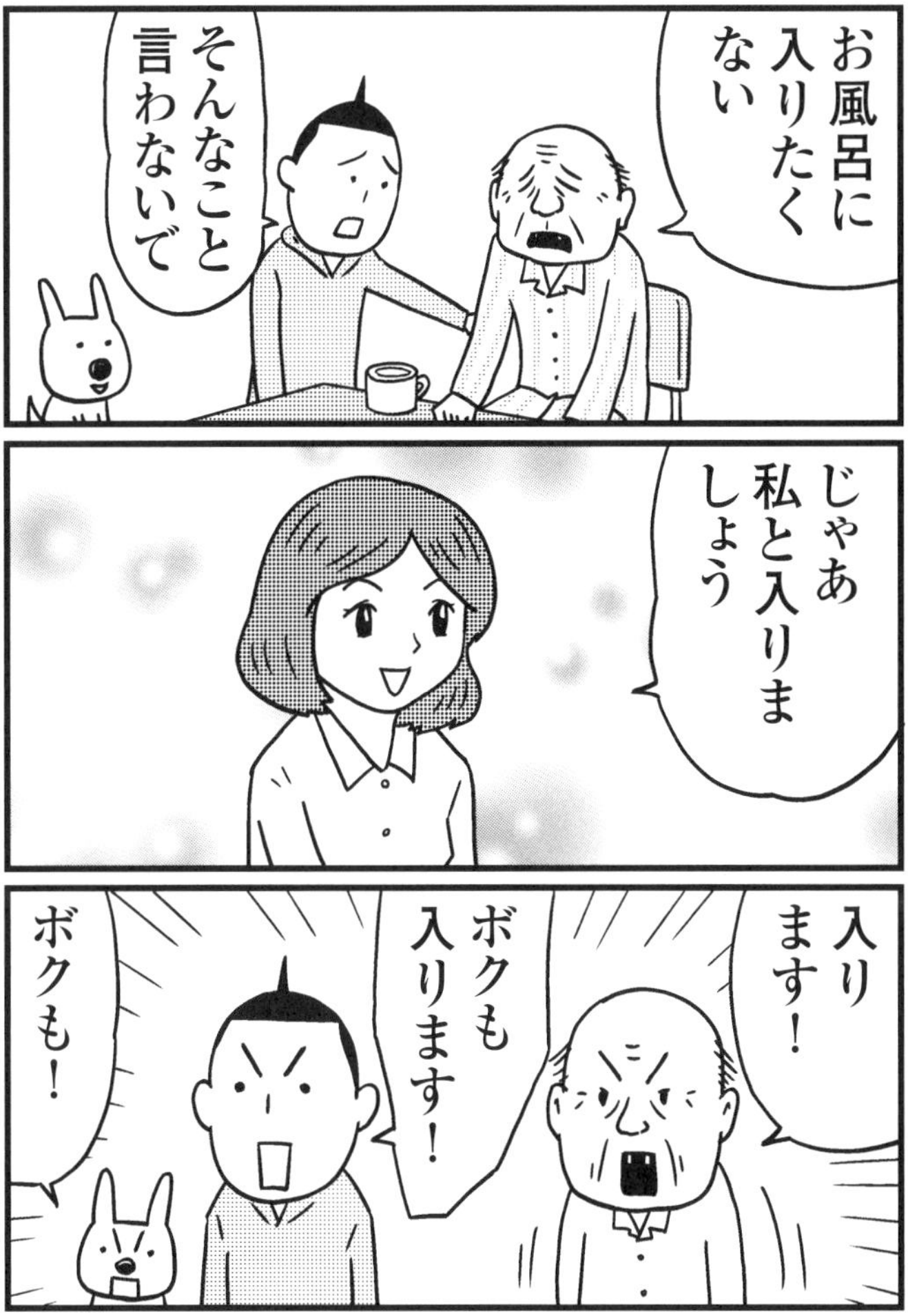
お風呂に入りたくない
そんなこと言わないで
じゃあ私と入りましょう
入ります！
ボクも入ります！
ボクも！

じつは多い「性の悩み」言い出せない人へのヒント

緩和の方法を試し、最後は必ず相談を

50ページでも触れた認知症の方による「性的逸脱行為」は、ご家庭での介護でも起こることがあります。ただ、内容が内容だけに、誰にも相談できず、深刻化してしまうことが少なくありません。実態は、報告されているより多いでしょう。

68歳の坂本さんは、2歳年上で認知症のご主人を家庭で介護しています。坂本さんの悩みは、ご主人が、異常なほどに性生活を求めてくること。そして、断ると暴力をふるってくること。そのうえ、「ほかに男がいるんだろう」と疑われるそうです。これは「嫉妬妄想」という認知症の典型的な症状です。

それでも坂本さんは、誰にも打ち明けることができませんでした。

私にも、直接相談が来たわけではありません。

親しい友だちに打ち明けられ、めぐりめぐって私のところに届いたのです。

坂本さんは、認知症の問題や介護について相談できる、地域包括支援センターのこともよくご存じだといいます。でも、誰にも話したくないと。

そこで私は、坂本さんにお電話して、胸の内を聞いてみることにしました。

「夜のことを誰かに言うのは恥ずかしい」

「私が我慢すれば済むのですが……」

そんな言葉を続けた後に、坂本さんは、疲れたような声でこうつぶやきました。

「結婚相手がそういう人だったとあきらめるわ。**これが私の『のさり』なのよ**」

「のさり」とは、熊本の方言で、「運命・人生の定め」を表す重い言葉です。

しかし、望まぬ性生活を強いられ、ときには暴力までふるわれる生活が「のさり」でいいはずがありません。

私は坂本さんに、「本当に、これからも我慢し続けられますか?」と聞きました。

すると坂本さんは、「もう、無理だと思う」と、ついに本音を漏らされたのでした。


認知症の方の「性的逸脱行為」は、前頭葉の衰えによって善悪のコントロールが利かなくなったり、若い時代に感覚が戻ったりして起こることがあります。

一方で、必ずしも性的な欲求そのものではなく、**認知症の方本人が抱えている不安、さみしさが背景にあることも珍しくありません。**

あるいはその不安から生じる、支えてほしい、包み込んでほしい、優しくしてほしいという感覚がそうさせてしまうことも。


とくに坂本さんのように、**ご夫婦だけで暮らしている場合は、ほかの家族など、第三者と交流する時間を増やすと改善されるケースもあります。**

聞けば、ご主人の性衝動には、波があるといいます。

そこで、波が来そうなときは、近くに住む息子さんを家に呼び、一緒に食事をすることを提案しました。とくに、若い頃の話や、家族の懐かしい思い出を話せば、安心感や満足感が得られて、気持ちが落ち着きます（138ページ）。

しばらくしてからまた電話をすると、それがうまくいったようです。

どうも、お酒を飲んで楽しくなって、そのまま寝てしまうそうなのです。

その後、坂本さんとはお話ししていませんが、1カ月ほど前に友人の方にお電話で聞くと、今のところは落ち着いているようでした。

名前を呼び、触れることで性衝動をゆるやかに

「性的逸脱行為」の背景にさみしさや不安がある場合は、**話に耳を傾けることから始めましょう。**

そのとき、**「相手の名前」を呼んであげることも効果があります。**

「このテレビ面白いね、隆史さん」「でね、吉郎さん」と名前を呼ばれることで、自分の存在をきちんとわかってくれているな、という気持ちになります。

触れ合いを求めているので、一緒に歩いているときは、ぜひ手をつないであげてください。それだけで、ホッとします。

添い寝をしたり、髪の毛をなでたり、背中をさすってあげてもいいですね。

そうすると、認知症の人はさすり返してくれます。自分が安心すると、今度はこちらをさすろうとする。**優しくすると、優しさが倍返しで返ってくる**んです。

こうした「タッチングケア」を積極的にしていくと、安心感が生まれ、性的な形で接触を求める必要が薄れてきます。

もちろん、これらの方法ですべての「性的逸脱行為」が防げるとは限りません。

その際は、**どうか無理せず、孤立せずに、地域包括支援センターなど第三者を頼ってください。**それがお互いの「晴れ」につながる大切な一歩になります。

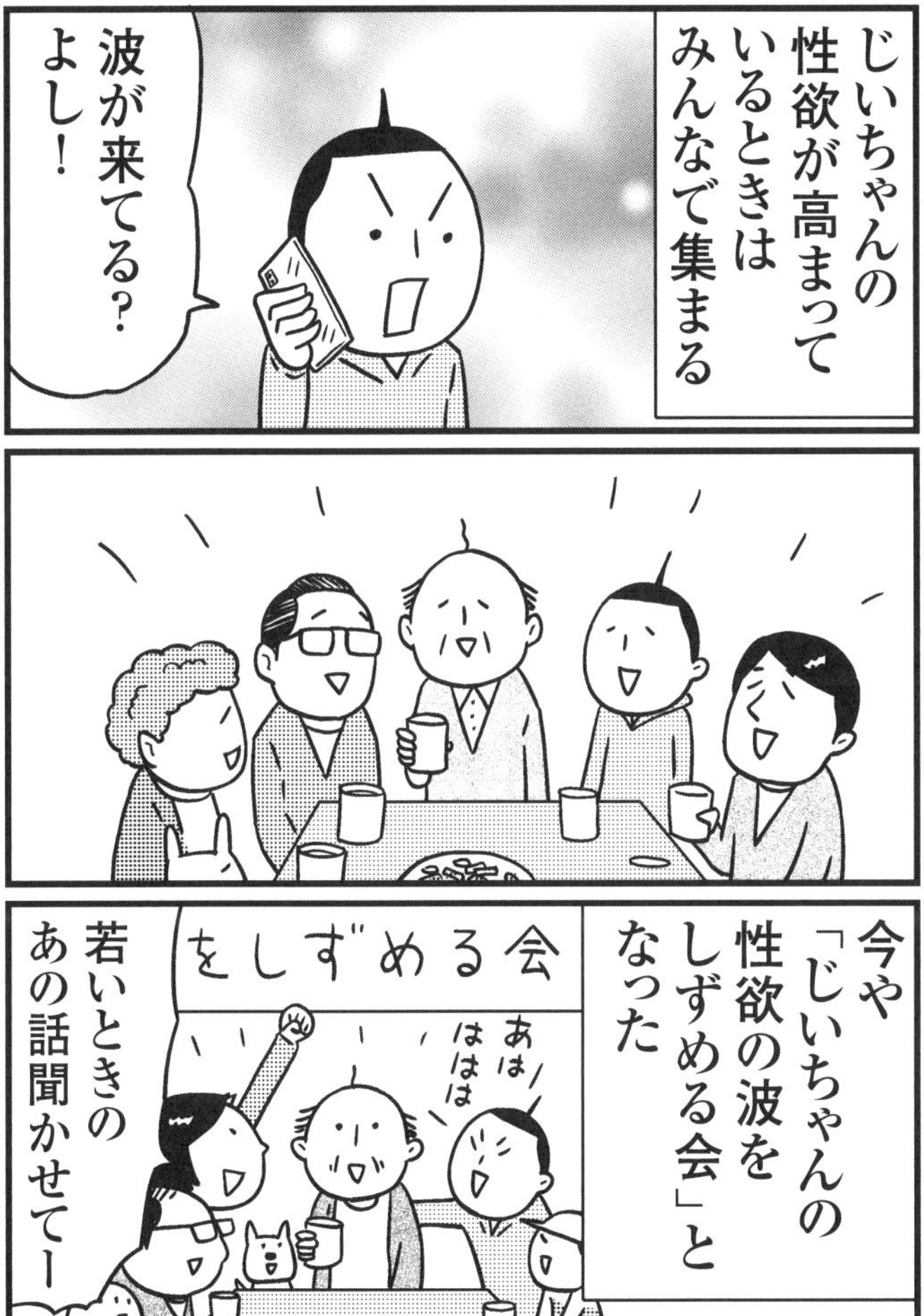
じいちゃんの性欲が高まっているときはみんなで集まる
波が来てる？よし！
今や「じいちゃんの性欲の波をしずめる会」となった
をしずめる会
あははは
若いときのあの話聞かせてー

最悪の結果を避けるため介護者ができること

自分に手を上げる息子をかばう認知症の母

「違うの！　これは私がドジだけんね、自分で転んでぶつけたの！」

そう職員に訴えたのは、デイサービスに通っている71歳の浦上さんです。

ある日、入浴のために職員が着替えを手伝っていると、浦上さんの腕と太ももに、複数のあざがあることに気づきました。

転んだにしては、不自然なあざだったといいます。

その報告を受けた私は、同居している息子さんに話を聞くことにしました。

「ひょっとしたら……」と考えたのです。

「間違っていたら申し訳ないのですが」と前置きを入れつつ、

「最近、ついお母さんを、強くつかんでしまったようなことはないですか？」。

息子さんはうなずいたものの、私の問いに答えず、下を向いて黙っています。

その沈痛な表情を見て、私は質問を変えることにしました。

「今の生活で、なにか不安なことがあれば教えてください」

息子さんは、「じつは……」と重たい口を開き、ポツポツと話し始めました。

息子さんは、しばらく前に勤め先の会社が倒産し、現在は浦上さんの年金を頼りに暮らしているといいます。そして、次の仕事が見つからない不安と、慣れない介護で疲れ切ってしまい、母親に手を上げてしまっていたのでした。

厚生労働省の統計によれば、2021年度に家庭で「高齢者虐待」と判断された件数は、1万6426件にのぼります。実際には浦上さんのように、**自ら相談や通報を望まない例も相当数あると考えるべき**でしょう。

事実、浦上さんは、「私がドジで、転んだだけ」と言いました。

自分に何度も手を上げた息子を、かばおうとしたのです。

数秒前のことを忘れてしまっても、浦上さんの脳裏には、ともに過ごした家族としての愛情が、しっかり残っていたのでしょう。あるいは、最愛の息子に自分が手を上げられている事実を、認めたくなかったのかもしれません。


認知症の人の介護は、症状が進行するにつれて、負担が大きくなっていきます。

とくに、浦上さんと息子さんのように二人暮らしの場合は、外部との交流が途絶えて、二人だけの世界にこもってしまいがち。

そして、**強い思いを持ったまじめな人ほど、介護を一人で背負い、精神的に疲れ切ってしまいます。**

浦上さんの息子さんは、私に胸の内を話してくれたとき、手は震え、そこに涙がぽたぽたと落ちていました。

そして私に向かって、「すみません、すみません」と繰り返し言い続けました。

その謝罪の言葉は、本当は、母親である浦上さんに向けた言葉だったはずです。心の中で詫びながら、それでもつい手を上げてしまう……。

それほどまでに追い詰められた息子さんの姿もまた、痛々しく見えました。

「もうダメだ」と思ったとき、頼る先の見つけ方

認知症の人の介護には、関わっている人の数だけストーリーがあり、個別の問題があります。その生活があとどれだけ続くのかは、誰にもわかりません。

一時的にでも、介護から離れられる時間が必要です。

誰かを頼ってください。それは、決して怠けているわけではありません。

そのために、全国の市区町村には必ず、**「地域包括支援センター**（以下、包括）**」や「居宅介護支援事業所**（以下、居宅）**」**が設置・開設されています。

包括では、地域に住む高齢者を幅広くサポートし、日常の困りごとすべてにつ

いて相談できます。居宅では要介護1から5の方々を支援する仕組みです。どちらもケアマネジャー（介護支援専門員）などの専門スタッフが配置されています。

ケアマネジャーは、要支援者や要介護者、その家族から話を聞き、居宅サービス（訪問や通所、短期入所、福祉用具貸し出し等）、施設サービス（特別養護老人ホームや、介護老人保健施設、グループホームや有料老人ホーム等）をはじめとする介護保険サービスを受けるための「ケアプラン」を考えてくれる心強い味方。

介護保険の使い方なども教えてくれる、いわば**「介護生活の案内人」**です。「どうしよう」と思ったとき、地域包括支援センターへの相談は基本的に無料なので気軽に相談してみましょう。役所に問い合わせたり、インターネットで調べたりして問い合わせてみてください。自治体によって名称が違うこともあります。

サービスを活用する際には、離れて暮らす兄弟姉妹などと問題を共有することも大切です。近くで介護する人だけでなく、遠方の家族にも詳しく話を聞くことで、「そこまで深刻だったとは……」と状況理解が深まります。

電話で相談に乗ってもらえるだけでも、介護者家族が孤独を感じず前向きになれることが少なくありません。

それから、最近は**「認知症カフェ」「オレンジカフェ」**などの呼び方で、認知症の方やその家族同士が交流できる場が地域ごとに設けられています。

ある認知症のご家族は、別の参加者から「病気のせいだとわかっていても、感情が抑えられないときがある。つい怒鳴ってしまったり、ときには手を上げそうになったりすることがある」と涙ながらに告白され、「自分だけじゃない」と気づき、心が楽になったと言っていました。

「自分だけじゃない」という感情を共有するだけで、どれだけ救われることか。

ときには、つらい体験も笑い話として語り合えたりすることもあります。

一人で抱え込まず、こうした共有の場を、できるだけ多く持ちましょう。

あなたの心が、壊れてしまう前に。

問題がないなら「見守る」選択もあり

本人が「幸せかどうか」に着目する

最近、両親が何度も同じものを買ったり、会話の内容を覚えていなかったりして、認知症になったのではないかと心配し始めた亀山さん。行政に相談されたことで私とつながり、実際に訪問して、ご両親の様子を確認することになりました。

認知症の症状があるか、それがどのくらい生活の不便につながっているかを探るためには、いろいろ会話をしてみて、部屋の様子や、掃除・洗濯がいつもどおり行われているかなどを確認します。

亀山さんのご両親の場合、やや室内が散らかっているなど不安は残るものの、介護が必要な段階には至っていないようでした。

少し安心したところで、ご両親はごく自然に、「これからお昼を食べるところだけど、先生は食べなはったですか？　お茶漬けしかなかけど、まだなら一緒に……」とおっしゃいました。

これもまた、とくに問題はない流れです。

ところが、その「お昼」を見て、私はギョッとしました。

ご両親、なんと、**ご飯に栄養ドリンクをかけていた**のです。

これは認知症のせいだろうと、さすがに私も考え、そのとおり亀山さんにもお伝えたところ、亀山さんは、「やはりそうですか、もう施設に入れるべきなんですよね……」とがっくり。

ただ私は、**「まだその必要はないと思います」とアドバイスしました。**

わざわざ環境を変えて不安を増やすことはない

この時点で検査をすれば、認知症と診断が下る可能性はゼロではないでしょう。記憶障害は、認知症による脳の萎縮が直接関係している「中核症状」のひとつだからです。

では、すぐにでもご両親に検査を受けさせ、施設に預けるべきなのかというと、ここにはもうひとつ、重要な判断基準があるように思うのです。

それは、ご本人が「幸せかどうか」です。

亀山さんのご両親は、お互いになんの疑いもなく、お茶漬けならぬ「栄養ドリンク漬け」を食べ始めました。たしかに、お茶の色と似ていて混同しやすいといえなくもありません。ただ考えてみれば、栄養ドリンクとご飯を一緒に食べても、とくに健康上の問題はないはずです。

むしろ私が目を引かれたのは、「栄養ドリンク漬け」の昼食をとっているご両親の、平和で穏やかな、とても幸せそうな日常風景でした。

そこには「雨模様」は一切なく、不快さ、不便さも感じられませんでした。


認知症になると、記憶が苦手になったことで不安が強くなったり、被害妄想を持つようになったり、うつうつとした精神状態で閉じこもりがちになったり、行動や人間関係に問題が起きてしまったりすることがあります。

これを、医学用語で「行動・心理症状（BPSD）」と呼ぶのですが、亀山さんのご両親には、一切あらわれていなかったのです。


もしご両親が、認知症のために危険な目に遭う可能性が高まったり、周囲に迷惑をかけたり、自身の健康を害するリスクがあるのであれば、やはり家族や専門家が間に入って直接的なサポートを始めなければなりません。

不快さ、不便さが増えるほど、やがて自分の不安も並行して増えていき、その不安が認知症を加速させるからです。

でも、この時点でのご両親には、その心配まではなさそうでした。ならば、当面は慣れ親しんだ環境で、**この幸せで安心できる時間を長く続けていただいたほうが、トータルとして認知症の進行を遅らせられる可能性が大きくなります。**

亀山さんには、慣れない施設に入れて今の生活を変えることは考えず、ひとまずは定期的に様子をうかがうこと。

火の元栓や、水道の開け閉め、閉じまりなど基本的な行動がうまくできているか、金銭管理や買い物、外出などに不便が増えていないかを確認してほしいこと。

もしなにかあったら、すぐに相談してほしいことをお伝えしました。

亀山さんも状況を理解されて、一安心。

不安だった心に「晴れ間」が差したようでした。

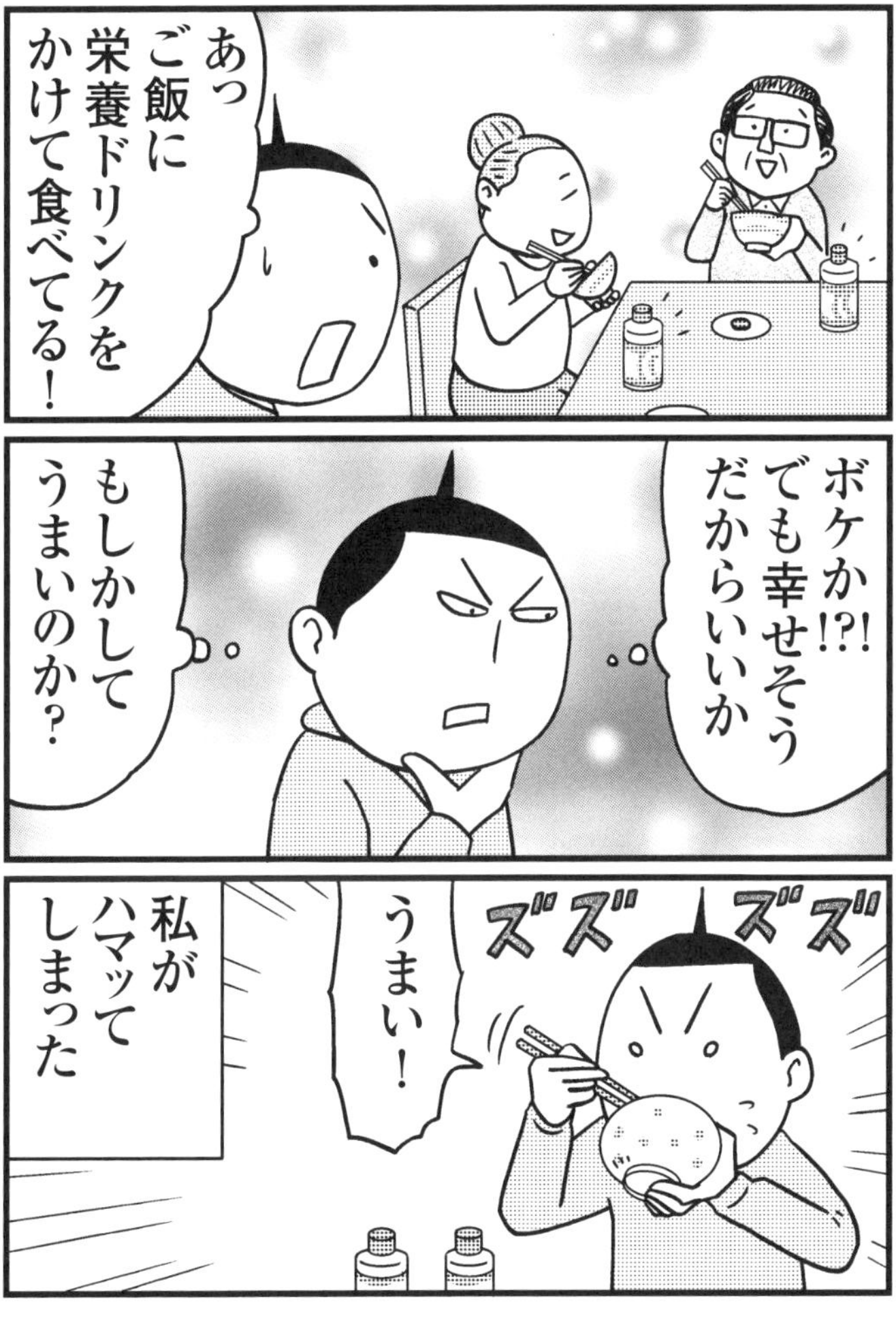
あっ
ご飯に
栄養ドリンクを
かけて食べてる！
ボケか!?!
でも幸せそう
だからいいか
もしかして
うまいのか？
ズズ　ズズ
うまい！
私が
ハマッて
しまった

コラム 2

「感情の中枢（＝扁桃体）」を揺さぶると忘れにくくなる

認知症の方は、1〜3分ないし、1〜3カ月前の記憶である「近時記憶（しばらく経った記憶）」から苦手が始まり、1〜3秒前の記憶である「即時記憶（今しがたの記憶）」も進行とともに苦手になっていきます。

そんなとき、私たちは「忘れてしまった」と考えて、思い出させようとしてしまいがち。ですが、本人にとって、それは「忘れた」のではなく、「なかったこと」になります。

「さっきご飯食べたじゃない」と言われても、「なかったこと」は、思い出しようがないですよね。

まるで不当な冤罪をかけられた気分です。

でも、**「忘れにくくする」ことはできます。**

そのヒントは、脳の「扁桃体」にあります。

たとえば、私は、1週間前の夕食になにを食べたか、覚えていません。

しかし、会食で使った焼肉屋は、数年経っても覚えています。

なぜなら、それがただの記憶ではなく、感情とセットになった記憶だからです。

195ページの図を見てください。

これは、脳の「大脳辺縁系」という部分です。

下側にある扁桃体が、「感情の中枢」と呼ばれる場所。

私たちの喜怒哀楽は、この扁桃体に詰まっています。

扁桃体が揺さぶられると、そこから海馬↓脳弓↓乳頭体↓視床前角↓帯状回後部の順に、感情が電気信号となってグルグル回ります。

記憶というと「海馬」をイメージしがちですが、じつは海馬単独では電気信号を起こせず、扁桃体からしかスタートできません。だからこそ、**より強く扁桃体が揺さぶられた記憶ほど感情と密接につながり、忘れにくくなる**のです。

この本でも「ありがとう」「助かったよ」などの感謝や、「なるほど」「すごいですね」などの肯定的な言葉、名前を呼びかけることの大切さをお伝えしていますが、そこには、こんな脳の記憶回路に裏付けられた理由もあるのです。

また私は、**会話を始める前の準備として、笑顔を向ける、うれしそうに手を振って知らせる、優しくボディタッチする**などを心がけています。

「プレ（事前の）コミュニケーション」と呼ぶこの動作を取り入れることで、相手への認識とともに、「安心」という感情を呼び起こせると考えているからです。

「快刺激」を入れながら話す場合と、そうでない場合とを比べると、記憶に残りやすいのは断然、快刺激を使った場合です。人によって反応のポイントには個性がありますので、どうすると心が揺さぶられるか、あれこれ試してみてください。

感情を刺激して忘れにくくする脳の記憶回路

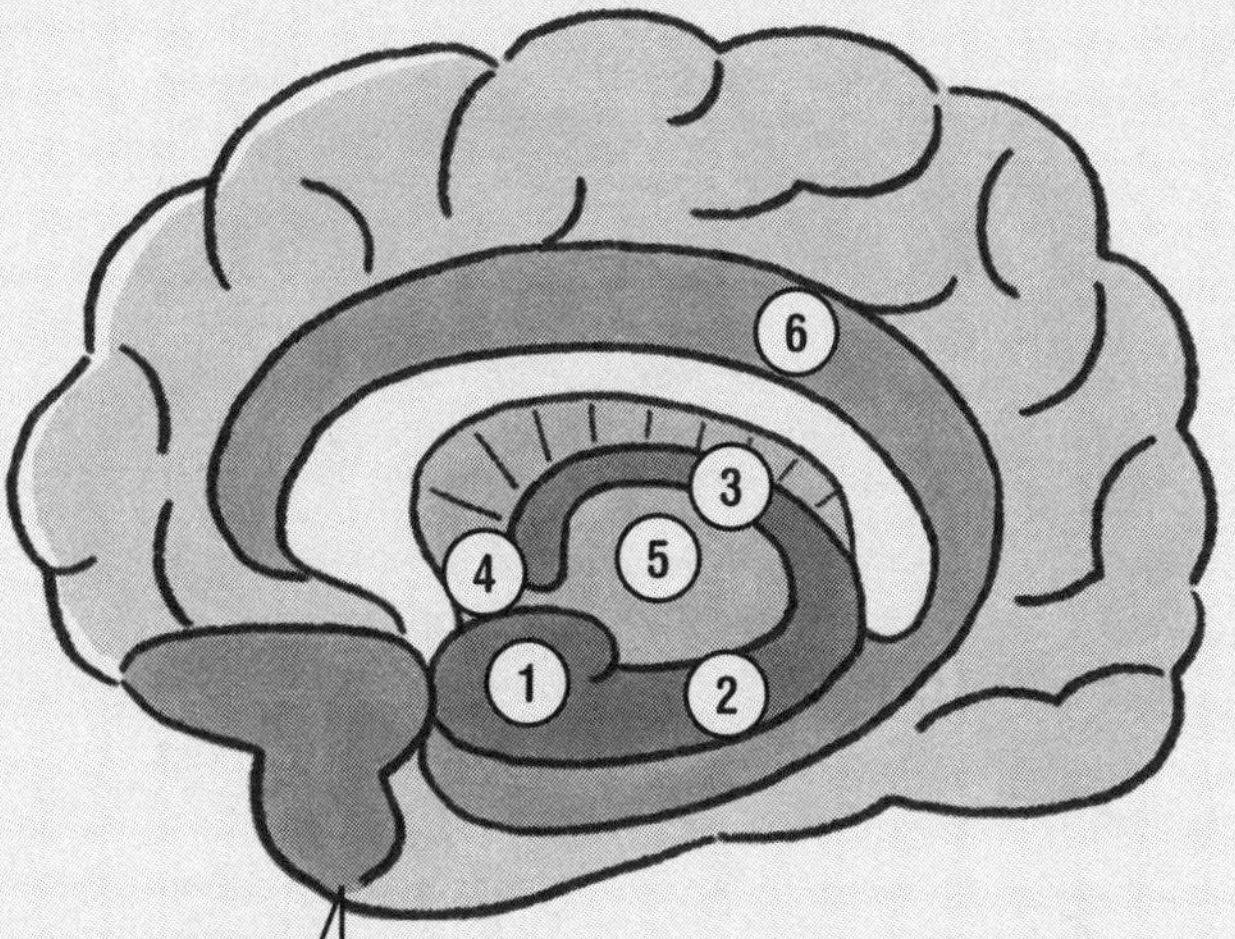

「パペッツ回路」、または「ペイプズ回路」と呼ばれる脳の記憶回路。記憶回路の起点は、感情をつかさどる扁桃体。扁桃体が強く刺激されると、感情と記憶がセットになり、忘れにくくなる。

①扁桃体→②海馬→③脳弓→④乳頭体→
⑤視床前角→⑥帯状回後部→①扁桃体……

記憶回路を電気信号がグルグル回る！

第3章

不安も怖さも備えがあれば消えていく

備えておけば、受け止められます

迷い歩き、お金のトラブル、
家族のことがわからない……。
認知症の症状に振り回されるのは、
それが未知のものだから。
知らないから、怖いんです。
次になにが起こるのかを知り、
備えておけば、
意外に受け止められるものです。

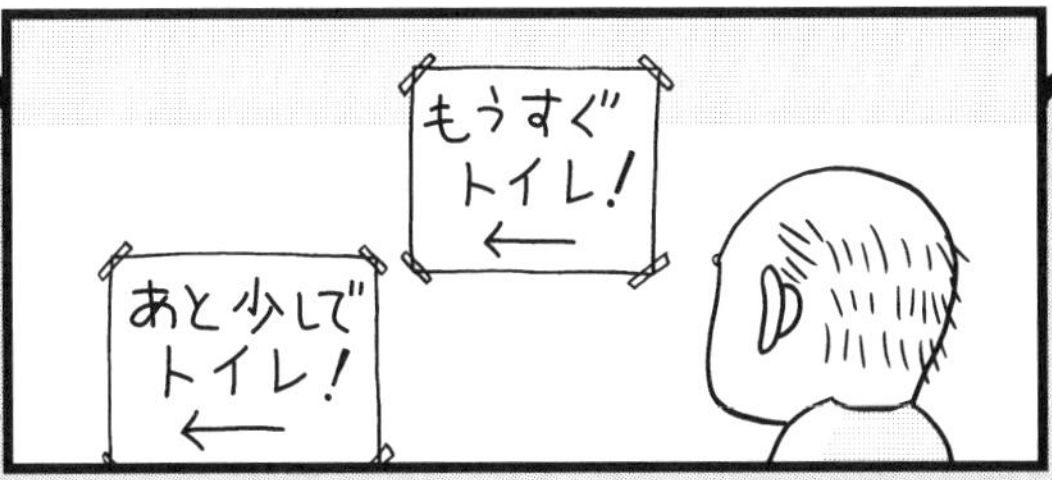

「認知症とわかって良かったよ」そう明るく言い切れる人の共通点とは？

知らないから、怖い。知っていれば、受け止められる

「川畑さん。おれ、認知症とわかって良かったよ！」

68歳の平田さんは、明るい声でそう言いました。

平田さんが私のもとに相談にいらっしゃったのは、「最近、記憶が苦手になった」という自覚が強まったことがきっかけでした。

でも、記憶障害＝認知症とは限りません。硬膜下血腫や脳腫瘍といった脳の病気の可能性も否定できませんし、老人性うつでも記憶力は低下します。

とりわけ、脳疾患が原因なら緊急を要します。そのため、「あれ？　おかしいな」

と感じたら、早めに病院に行って検査を受けることを、私は必ず勧めています。結果として平田さんは、初期の認知症だったのですが、思いのほかケロッとしています。

強がっているふうでもなく、「いやぁ、やっぱり認知症ってなるもんなんですねぇ」なんて言って、妙に明るいのです。

普通はこうはなりません。

「とうとうこの日が来たか」「自分はもうダメだ」……と、認知症の診断がつくとほとんどの人は落ち込みます。

平田さんのように「認知症とわかって良かった」と言える人は滅多にいません。

その言葉の真意を尋ねると、平田さんは、こんなことを言いました。

「原因不明の病気じゃなくて良かったです。次にどうなるのかわかっていれば、手も打てるし、心構えもできるじゃないですか」

さらに平田さんは、こんなこともおっしゃいました。

「父も母も認知症だったんです。だから、いよいよおれの番が来たんだなって」

その言葉を聞いて、私は、楽観的とも言える平田さんの受け止め方を、ようやく理解できました。

平田さんは、ご両親の人生を見守りながら、認知症とはどういう病気なのか、どんな経過をたどるのか、どの場面でどうサポートしてあげればいいのか、そして、**家族も本人も笑顔になれる「晴れ間」のつくり方を知っていたのでしょう。**

怖がって目をふさぐより、理解すること

人は、知らないものに恐怖を感じます。

これは介護する家族も同じで、次にどうなってしまうのかわからないからこそ、「徘徊が始まるのでは」「トイレも一人で行けなくなるのでは」とビクビクして過ごすことになります。

でも、**次に起こることがわかれば、大抵のことは受け止められるものです。**

ある日突然、トイレの失敗を目の当たりにするのと、「そろそろ、トイレが一人でできなくなる頃かな」とめどをつけてから経験するのとでは、大違い。

この本の6~7ページを参考にしてもいいですし、ケアマネジャーの方に「次はどんなことが苦手になりますか？」とあらかじめ聞いておけば確実です。

少なくとも、心構えをしておくことで、ショックは緩和できるでしょう。

平田さんもそこは心得たもので、「川畑さん、私は次に、なにに備えるといいですか？」と聞いてきます。

「そうですね、今までどおり、いつもの生活を続けてください。備えとしては、お金の管理やスケジュール管理などの計算をおっくうに感じたりするようになるかもしれませんが、私たちがちゃんとサポートするので安心してくださいね」

と伝えると、「あなたがちゃんとわかっているなら、安心だ。計算は昔から苦手だけどな。あはは」と言って、笑ってくれました。

介護は認知症の「学び」にもなる

もう一人、認知症と超前向きに向き合った人のエピソードがあります。

大手航空会社のパイロットを早期退職し、故郷に戻ってきた高村さん。

なにもせず、頭を使わずに生活していたら、ボーッとして頭を使うのが苦手になってしまうと言い、私が講師を務めている頭の体操教室に参加されていました。

とはいえ、当時70歳で、認知症はおろか、ＭＣＩ（軽度認知障害）の兆候すら見えません。


こんな方がなぜ？　と思ったのですが、高村さんもやはり、親族に認知症の方が多い家系で、**「いずれは自分の番が来るだろう」**と予測されていました。

「少しでも発症を遅らせられるならありがたいし、こうしてあなたたちと関係をつくっておくだけでも、プロの目で気づくことがありますよね。そんなときは、隠さずにすべて教えてくださいね」と屈託なく笑います。

それから9年経ちますが、高村さんに認知症の予兆はなく、脳もいたって健康。地域の活動だけでなく、運動系ジムにも通い、出会ったときよりもいきいきしているようにも見えます。もし、この先に認知症になったとしても、この人なら冷静に、前向きに受け止められるだろうなと思います。

平田さんも高村さんも、認知症を過剰に恐れていません。

大切なのは、**認知症になったらどうなるか、どう支えられればいいかを事前に知っておくことです。**

今介護している方は、**介護をしていること自体が、じつは自分自身の認知症に対する学びになっている**という点も、ときどき思い出してみてください。

誰もが認知症になる可能性があります。そのとき自分はどうなるのか、どうしたいのか、どうサポートしてほしいのかを考えてみると、日々の介護にも「晴れ」の日が増えますし、ご自身の今後の人生の助けにもなります。

家の中でも道に迷う父。トイレの場所がわからない

「1枚の案内板」が自尊心を守る

「ここはトイレじゃないって言ったでしょ！」

80代の父親を自宅で介護している千葉さんが、つい大きな声でお父さんを叱ってしまうのは、すでに同じことを何度も繰り返しているからです。

そのたびに掃除をしなければなりませんし、臭いも残ります。

洗面所に置いてあるゴミ箱をトイレと勘違いし、そこに向かって排泄してしまうお父さん。

息子に怒られた瞬間に自分の失敗に気づき、お父さんは大きく気を落としてしまったそうです。

なぜ、ゴミ箱をトイレと勘違いしてしまうのでしょうか？

それは、認知症が進み、見当識障害（157ページ）が強まることで**「空間の構造」がわからなくなる**ことが関係しています。

千葉さんのお父さんは、そのとき、長年住んでいた自宅を離れ、息子さんの家にいました。慣れない家で、一度教えられてもなかなか覚えられない部屋や廊下の位置をなんとか思い出そうと、いつも必死です。

夜中、尿意を覚えてトイレに立ちました。

息子さん一家を起こさないようにしながら暗い廊下を移動しますが、いったいどこを歩いているのか、どこがトイレなのか思い出せません。

すると、左側に電気のスイッチがあるドアに気づきました。

「そうだそうだ、ここがトイレだった！」と安心してその中に入り、便器に向かって排泄を始めます。

しかしそこは洗面所で、便器に見えたのはゴミ箱……。

翌朝、息子さんに怒られて、ハッと我に返ります。

「ここは自分の家じゃなかった！　あれは、トイレじゃなかったのか……」


ゴミ箱を便器と間違えてしまうことは結構ありますし、高齢の方だと、壁におしっこをしてしまう人もいます。昔の男子トイレは小便器がなくて、コンクリートの壁に向かってするタイプだったので、どうもその感覚が残っているようです。


このままだと息子さんも大変ですが、お父さんの自尊心も傷つきます。

とくにトイレの失敗は、自尊感情を大きく傷つけます。

息子さんが怒れば怒るほど、雨どころか豪雨になってしまいます。

家の中に、案内板や地図を「設置」する

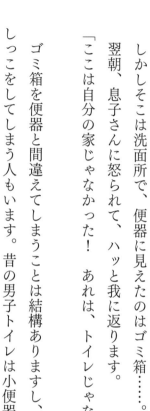

じつは見当識障害に似た現象は、あなたも経験したことがあるはずです。

たとえば、初めて訪れる、都会の繁華街やビジネス街。目的地がどこなのか、まったく見当がつかずに、人波の中でおろおろした経験がありませんか？

お父さんの見当識障害は、この状況に近いものです。

それが**家の中で、わずか数メートルの距離でも起きてしまう**のです。

昼間であれば、ご家族が「トイレはこっちだよ」と誘導してあげたり、先にトイレの前に行って手招きしたりすれば済みます。でも、認知症になると、何度誘導を繰り返しても、トイレの位置そのものを覚えるのは難しい場合があります。

そこで解決策としておすすめしたいのが、**トイレのドアには大きな字で「トイレ」と書いた紙を貼り、床には道順を示すテープを貼っておくこと。**

小さなサポートですが、順路を間違えやすい大きな病院でも、検査ルートを床の矢印ラインで伝え、視覚的に解決できるように工夫されています。

ちなみに、認知症の方の年齢が上がるほど、**「トイレ」よりも「便所」という言葉のほうが心に刺さる**傾向があります。ご本人がどう認識しているか、どんな言葉を使っているかに合わせて、表記を変えてみてもいいですね。

最後に、こんな話も。

千葉さんのお父さんのようなトイレの失敗は、家族が寝ている夜に起こりやすくなります。これは「寝ている家族を起こしたくない」という優しい気づかいと、「自分でなんとか解決したい」という気持ちがあるからです。

79歳で認知症の北村さんの奥さんには、「夜寝るときはトイレのドアを開けて、電気をつけておいたらどうですか？」と提案しました。

その明かりがご主人をトイレに導き、きちんとできるようになったそうです。

それ以来、私は、同じ提案を誰かにするたびに、**「100ワットの優しさですよ」**と添えるようにしています。

ほんの小さな工夫ですが、夜中の雨が止み、朝には晴れ間が差してきます。

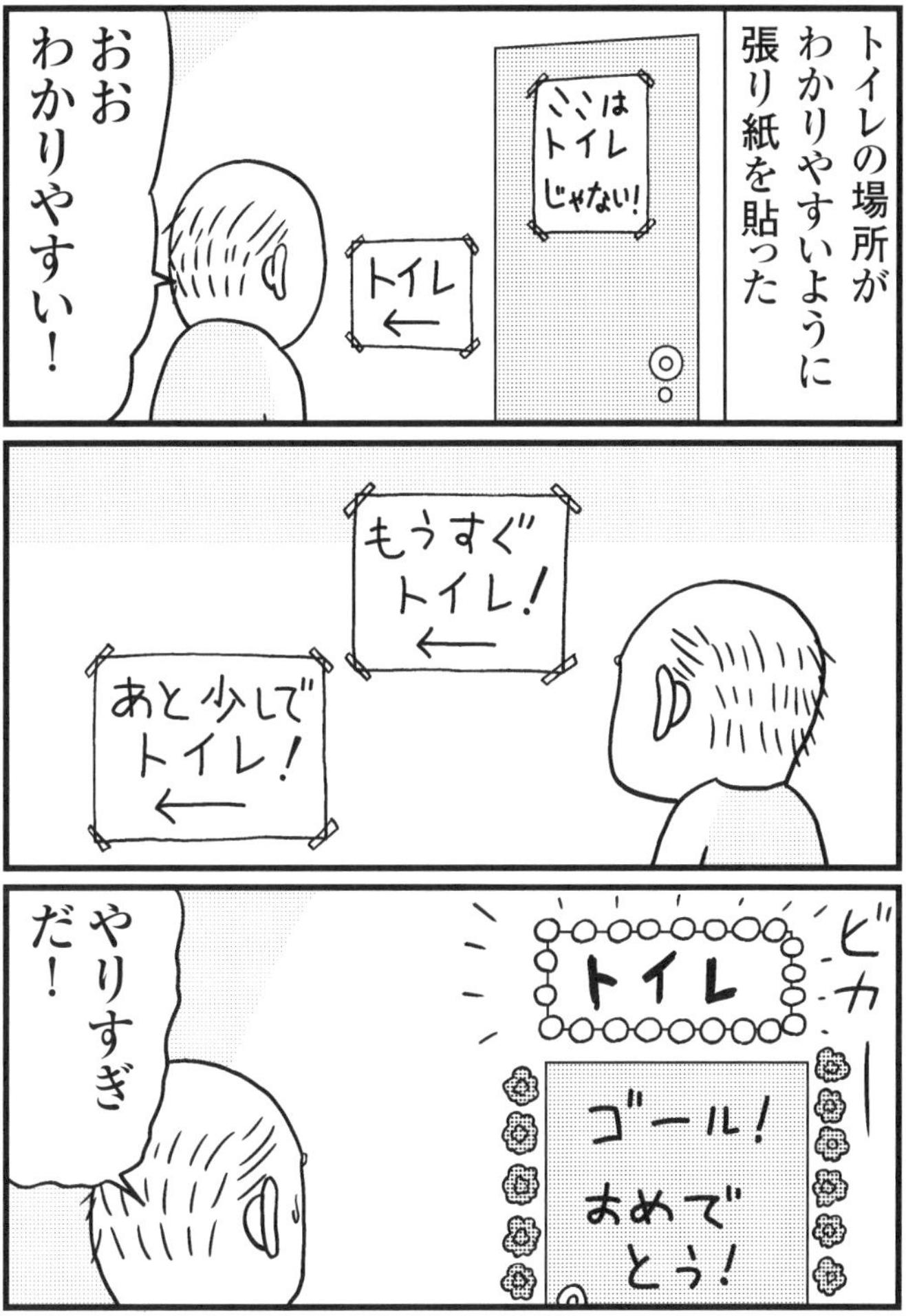
トイレの場所が
わかりやすいように
張り紙を貼った
ここは
トイレ
じゃない!
トイレ
←
おお
わかりやすい!
もうすぐ
トイレ!
←
あと少しで
トイレ!
←
ピカー
トイレ
ゴール!
おめでとう!
やりすぎだ!

「迷い歩き」で頼りになるのは、コンビニ、交番、ガソリンスタンド

無事に帰ってきたら「お疲れさま」

「『認知症の人は、徘徊しやすい』とイメージされることが多いですが、私たちは、『徘徊』をしているつもりはありません。元気なときはウォーキングって呼ばれて、認知症と診断されて、少し道を間違ったり迷ったりすると徘徊と呼ばれる。オレは昔から道に迷いやすいのに」

ある日の講演会でそう話したのは、若年性認知症で61歳の杉山さんです。

「徘徊」という言葉には、ただウロウロと歩き回っているような印象があります。でも実際は、迷っていることは本人もわかっていて、そこからなんとか抜け出

そうと焦って、一生懸命あちこちを歩き回っているのです。

言うなれば、**「迷い歩き」「一人歩き」**です。

ふいにミラーハウスに迷い込んだ感覚に

訪問介護を利用している83歳の大川さんも、先日「迷い歩き」をされました。

予定の時間にヘルパーさんが家を訪ねると、大川さんがいません。

近所を探し回っても見つからず、みんなが不安になり始めた頃に、別のヘルパーさんが近所のスーパーマーケットにいる大川さんを発見してくれたのでした。

聞けば大川さんは、2時間もそこにいたといいます。

「買い物に悩まれたのですか？」「悩んでなんていないわよ」「じゃあ、お友だちに会ったとか？」「残念ながら会えなかったわ、ホホホホホ」というような問答を続けたのちに、**「あのね、出口がわからなかったの」**と打ち明けてくれました。

想像もしない回答でした。

そこは大川さんの御用達のスーパーで、いつも利用している出入り口があります。ところが、ふいに出口がわからなくなってしまい、複数ある出口を行ったり来たりしていたようです。

「いつも出る場所じゃないと、もっとわからなくなるでしょ」と大川さんは言いますが、その中に、正解の出口はあったでしょう。

でも、その日の大川さんにはそれがわからず、まるで迷路のように、「いつもの出口」を求めて迷い歩いてしまったのでした。

この感覚は、遊園地などにある「ミラーハウス」にとても近いです。

手を伸ばし、そろそろと歩きながら、必死でゴールを目指しているのに、一向にたどり着かない。

認知症の方は、慣れ親しんだ場所であっても、突然ミラーハウスに放り込まれてしまった感覚になることがあります。楽しいはずの買い物が一気に曇ります。

誰かに道を聞けばいいのに、と言わないで

よく知っている建物や風景がわからない、初めて見るもののように見える。これを「街並み失認」と呼びます。

迷い歩きをされた認知症の方に聞くと、「いつもの景色」が変わってしまったときに起こりやすいようです。

毎日見ていた建物や看板が急になくなったり、よく知っていた道が舗装されて新しくなったりすると、一瞬「あれ？」と思いますよね。

通常、その違和感はすぐに修正され、不安は消えますが、認知症の人は、ひと

つ目印が消えると、手がかりを失うことになり、全体がわからなくなってしまうことがあります。

その周辺を歩いている人に道を尋ねればよさそうなものですが、杉山さんには、「オレはまだ61歳だぞ！『変な人に声をかけられた』と思われて、避けられるに決まってる」と、外出時の現実を教えてもらいました。

ご高齢の方に聞いても、気軽に道を尋ねるのは、やっぱり難しいようです。「こんなこともわからないんだと思われるのが恥ずかしい」という気持ちが先行するので、安易に尋ねられないのです。

迷ったときのコンビニ、交番、ガソリンスタンド

そんな杉山さんには、迷ったときに頼りにする3つのポイントがありました。

コンビニ、交番、ガソリンスタンドです。

「気軽に道を聞けるし、交番なんかタクシー代わりになることもある」とおどける杉山さん。

一番多いのはコンビニで、「コンビニっていうのは、本当にコンビニエンス（便利・都合がいい）だね」と、まだまだ英語もしっかりしているご様子です。

迷ったときは、無理に戻ろうとせず、真っ先に3つのどれかを探すのは素晴らしいと思います。

ぜひ認知症のご家族には、「迷ったときはコンビニ、交番、ガソリンスタンド」と伝えておくといいですね。

あらかじめ近所の店舗、交番に事情を話し、もし見かけたら連絡してくれるようお願いできるなら理想的です。

110ページで書いたように、スマホを使えるならGPSアプリで位置確認ができます。月額利用料はかかりますが、家族のスマホと連動できる小型のGPS発信機もあります。最近は、靴の中敷きの下に入れられるタイプもあるようです。

こうした機器を利用することで、介護の負担を減らせる可能性もあります。

そして、**無事に戻ってきたら、「今日はたくさん運動したね」「今日はいっぱい歩いたね、お疲れさま」と言って、感情をリセットしてあげてください。**

ホッとして感情があふれてしまう気持ちはわかりますが、「どこに行ってたの！」「なにしてたの！」「危ないから外に出ないで！」と叱責してしまうと、外出への自信を失い、挑戦すること自体が怖くなり、家に引きこもってしまうこともあります。

不安の中で家に戻ってきたことを喜び、ねぎらいの言葉をかける。

それがお互いの晴れ間を増やします。

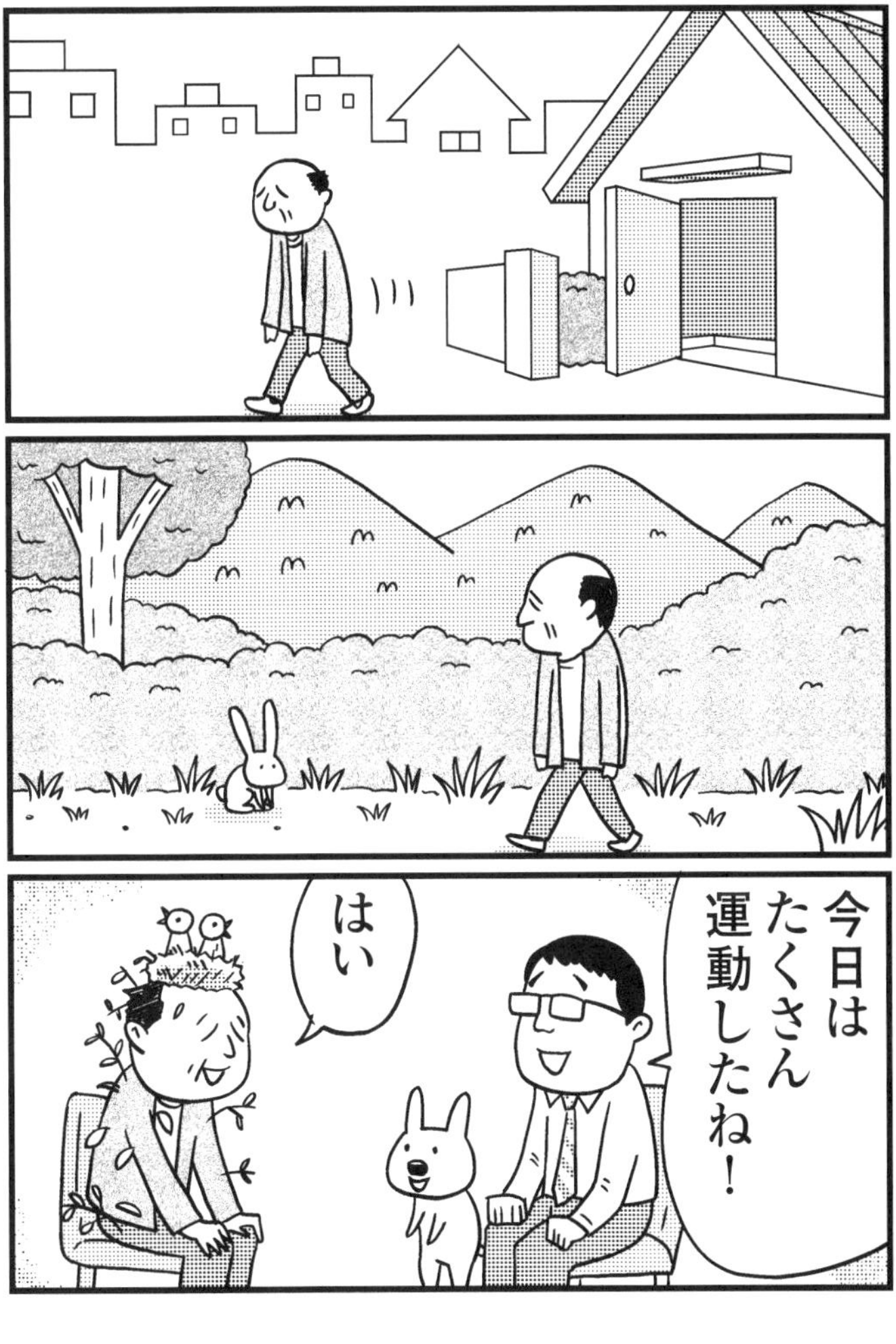
今日はたくさん運動したね！
はい

髪形や服が違うだけでわからなくなる

「……あなた、誰？」

「いつも同じ」を心がける

私は、かれこれ20年近く、髪形を変えていません。洋服も、シーズンごとに同じものを5、6着持っていて、すべて紺色で統一しています。ファッションには特別なこだわりがあって……と言いたいところですが、じつは、髪形や服装を変えてしまうと、認知症の方は、私だとわからなくなってしまう可能性があるのです。

私たちは、目や鼻、口などのパーツを見て、人の顔の違いを見分けています。ところが、認知症の人は「相貌失認」（157ページ）といって、人の顔の特徴を覚えることが苦手になっていきます。

「AさんとBさんの顔の違いがわからない」「みんな同じ顔に見える」……。

その結果、ご家族に対しても、「どなたでしたっけ……?」ということが起きてしまいます。

よくご家族の方が、「自分のことを忘れてしまったのか……」と嘆きますが、**正解は「見分けがつかなくなっている」だけ。**

そうと知れば、少し気が楽になります。

ただし、**「相貌失認」が起きても、髪形、服装、体形、声などを手がかりに、その人を見分けることができます。**

めがねでずんぐりむっくりのアンパンマンみたいな私のようなタイプは、みんな「川畑」に見えるようです。お笑いコンビのミキの昴生《こうせい》さんにも似ているようで、「あんた、昨日テレビで見たわよ!」と、ほぼ確実に間違われます(笑)。

たとえ人違いであっても、私のことを思い出してくれたことに感謝です。

先日も、講演のためにスーツを着て施設に立ち寄ったとき、いつものあいさつをしたら、「誰だろう?」という顔でよそよそしく会釈をされてしまいました。

あわてて上着を脱ぎ、ネクタイを外してもう一度あいさつをすると、今度は打って変わって「なんだ、あんただったのか!」と笑顔の花が咲きます。

エプロン1枚があなたの目印になる

認知症の人と接するときは、できるだけ「いつもと同じ」であることが大切です。

できる限りの範囲で構いません。

同じ格好や同じ髪形といった印象を変えない工夫で、新たに覚え直さずに済むわけですから、認知症の人はそれだけで安心できるのです。

それが難しければ、いつも同じエプロンをつけているだけでも構いません。

ピンクの服を着ているだけで、林家ぺーさん、パー子さんご夫妻だとわかるように、そのエプロンがあなたを認識する目印になります。

離れて暮らすご家族が久しぶりに帰省するときや、入居先の施設に面会に行くときなども、できるだけ同じ格好で行きましょう。いつもハットをかぶっているならハット着用で、黒っぽい服が多いなら黒っぽい服で。めがねをコンタクトレンズに変えていたとしても、そのときだけはめがねに戻すことをおすすめします。

もうひとつのポイントは、**会ったときに、最初に「手を振ること」**です。

認知症のご家族にしても、久しぶりに会ったあなたのことを認識していなかったとしたら、あなたは見知らぬ他人です。

もしあなたが、道を歩いているときに、知らない人がニコニコ笑いながら近づいてきたら、とまどい、恐怖すら覚えますよね。

いきなり距離を詰めるのではなく、まず手を振って見せて、あなたの存在を認識する時間を与えてください。**それと同時に、「お母さん、○○だよ」と名乗ります。**

「いつもと同じ格好」「手を振る」「名乗る」。

この3つで、認知症のご家族にも、あなたがあなたであることが理解でき、久しぶりの対面を晴れやかに迎えることができるはずです。

「人物誤認」は幸せな過去への旅

なお、もし認知症のご家族が、あなたを別の誰かと間違えていたとしたら、それは**「人物誤認」**といって、「相貌失認」とはまったく違う症状です。

よくあるのが、「自分の子どもを夫や妻と間違えてしまうケース」と「孫を息子や娘と間違えてしまうケース」です。そのときご家族は、見当識障害によって時間の感覚がずれ、遠い昔にタイムスリップしています。

目の前にいる人を、記憶が戻っている時代の人と勘違いしてしまうのです。

もし40代の頃に戻っているとしたら、目の前にいる息子は、当時の夫とちょうど同じくらいの年代ですよね。しかも、親子ですから、当然面影もあります。

そこで、「この人は自分の夫だ」と疑いなく信じ込んでしまいます。


そのときは否定せず、受け入れてあげてください。

若い時代に戻り、子であるあなたを夫や妻（あるいは別の誰か）と信じ込んでいるのであれば、それが今、本人が頭の中に見ている世界です。

ずっと、その世界にいるわけではありません。

ふとした拍子に、必ず現実の世界に戻ってきます。


どうしても頭の中が現実に戻ってこないときは、「時計を見て。もう、お昼だね」とか、「ほら、外を見て。今日は天気がいいね」などと、視覚情報の中にある現実に目を向けさせると、頭の中の旅先から、現実に戻ってきやすくなります。

それまで、しばらくは本人が見ている世界に付き合い、役割を演じてあげることで、幸せなまま、過去への旅を終えることができるのです。

〝24時間コンビニ介護〟を防ぐ「定点観測」と「日常会話」

予測と分析であなたが楽になる

79歳の成瀬さんは、施設には入所せず、自宅でご主人の介護で生活されて、もう7年目。

ご主人の運転する車に乗って、定期的に私のところに通っています。

私は必ず外で出迎えて、車から降りてくる成瀬さんの様子を確認しています。

というのも以前から、成瀬さんはシートベルトの外し方を忘れてしまったり、ドアの開け方がわからなくなったりすることが増えていたからです。

つい最近は、帰り際にシートベルトを締めず、まるで電車のつり革のようにしっかりと握りしめていました。そこで、差込口に差してあげると、「あら、ここに差すんだったわね」と言って、ふっと思い出してくれます。

車をお迎えする時間とお見送りする時間は、私にとって、成瀬さんの道具の使い方の理解度をチェックできる、**「定点観測」**の時間でもあるのです。

認知症の症状は、ある日突然悪化することは少なく、ゆっくりと、いろいろな兆候を示しながら進みます。

日によって調子に違いがあり、進んだり戻ったり。

毎日の生活の中で感じる、**ほんのささいな「あれ？」という変化を、そのままで終わらせないことが大切**です。

それこそが気づきのサインであり、サポートのきっかけになるからです。

この「気づき」を得るためのアンテナの張り方が2つあって、そのひとつが「定点観測」です。成瀬さんのシートベルトのように、特定のものごとに限定してチェックしてみましょう。

靴下や洋服をちゃんと自分で着られるかは、定点観測のわかりやすい対象です。わざと靴下を裏返して用意したり、靴を左右逆に置いてみたりもします。自分で表に返して履けるのか、左右を正しく戻して履けるのか……。少々心は痛みますが、症状の進行をチェックするためにも必要なのです。

洗濯物を洗濯機に持っていってもらうときも、「お母さん、今脱いだ洋服を洗濯場に持っていってね」と言うだけにすれば、汚れた衣類を正しい場所に置けているか、洗い終わった衣類が入ったままの洗濯機に放り込んでいないかなどをチェックできます。

ほかにも、お風呂やトイレ、歯みがきなどを定点観測してみるのもいいですね。

毎日必ずやっていることを日常的にチェックしていると、「これは上手だな。

あれ？　これが苦手になってきているな」と、頭の健康状態が見えてきます。

ただし、その意図を勘づかれてしまうと、156ページの「記憶の確認クイズ」になってしまいます。気づかれないよう、密やかに作戦を遂行してください。

普段の会話からヒントを見つける

2つ目のアンテナの張り方は、やはり、**「日常会話」**です。

先日も、82歳の認知症の女性が、スタッフをしげしげと見て「あなた、顔が変わったわね？」と言ったことがありました。

たしかに会うのは2カ月ぶりでしたが、顔は変わっていません。

その言葉で私は、「ああ、顔の認知が苦手になってきているな」とわかり、そのスタッフと女性が接する頻度を上げたところ、またちゃんと認識してくれるようになりました。

ほかにも、自分が持ってきた杖なのに「これ、私の杖だっけ?」と言ったり、自分の帽子なのに、「これ、あなたの帽子じゃない?」と言ったりしたときは、気づきのチャンスです。

こうした言葉を引き出すためにも、普段から会話を交わすように心がけていると、言葉の端々にヒントが転がっていることに気づくはずです。

「24時間コンビニ介護」より「予測・分析介護」

こうやって認知症のご家族の「できなくなっていること」を知ることで、介護する側の負担も減らせることになります。

たとえば夜、歯みがきをするときも、ただ洗面所に連れていけば大丈夫なのか、歯ブラシに歯みがき粉を付けて渡してあげればいいのか、渡してもなにをするのかわからず歯ブラシを持ったままでいるのか、では介護の負担に大きな違いがありますよね。

どこまでしっかりサポートし、どこからは本人の力を発揮してもらうか。これがわかれば、過度な介護を避けることができます。必要なところだけサポートするので、介護を楽に感じるようになります。

本人の「まだ自分でできる」という自信を奪うこともなく、自尊心を保った生活を送ることができます。

これはいわば、**「予測・分析介護」**です。

この、「定点観測」と「日常会話」をもとにした「予測と分析」ができていないと、「あれもこれも私が介護しなければ」という、**24時間体制の「コンビニ介護」**になってしまいます。

ずーっと介護に意識を向け、警戒し続けるため、いずれ疲弊してきます。

予測・分析介護で「ちょうどいい介護」ができれば、お互いが「晴れ」になりやすいのです。そして、日々の観察の中で「あっ、今日は自分で歯みがきをし始めた」なんていうポイントに出合うと、うれしくなれたりもします。

お金にまつわるトラブルが起きても、買い物を禁止してはいけないワケ

自分らしく生きてもらうためのサポート法

認知症の初期と診断されている内川さん（74歳）。
最近、買い物に行くたびに、レジでまごついてしまいます。
そこで、つねに1万円札で支払い、お釣りをたくさんもらっています。
その結果、愛用のお財布はいつもパンパン。

家の中では問題なく行動している認知症の人が、**最初に直面することの多いハードルが、買い物や銀行取引など「お金にまつわること」**です。
認知症になると、かなり初期の段階から、簡単な計算が苦手になっていきます。

「失計算」といって、「計算力」を担当する脳の頭頂葉領域が衰えていくためです。小学校の低学年で習うような足し算、引き算にもとまどうようになり、数字を見ても、1の位、10の位などがなにを意味するのかわかりません。

「420円です」と言われても、「100円玉を4枚、10円玉を2枚」と瞬時に理解することができないのです。

そこで、「とりあえず、お札で払っておけば大丈夫よね」と考えて、毎回1万円札を出してしまう。それが、内川さんのお財布がお釣りでパンパンな理由です。

また、認知症が進行するにつれて、自分がお金を払ったのかどうかがわからなくなり、レジを通さずに店を出て、万引きと間違われてしまうこともあります。

とくに最近は、買い物でマイバッグを使う人が増えたため、直接マイバッグに詰めて、「もうお金は払った」と思い込んでしまうことが増えています。

逆に、支払いを済ませたのを忘れてしまい、「あれ？　お金払ってなかったわね」と思って、二重払いしようとする人もいます。

こうなると家族としては、つい**「なにかほしいものがあったら、私に言って」とストップをかけてしまいがち**ですが、計算が苦手になっても、できれば買い物は、本人にやってもらったほうがいいでしょう。

お金を使うこと、ほしいものを自分で買うことは、生活の中の喜び。

それを奪ってしまうと意欲が低下したり、それをきっかけに外出をしなくなったりして、生活の質が下がってしまいかねません。

一番いいのは、ご家族が一緒に買い物に行くことです。224ページの「定点観測」もできますし、「また同じものを買ってきた」問題も解決できるでしょう。

ただ……、現実問題として、毎回買い物に付き添うのは難しいですよね。

そんなときは、買い物専用の財布を用意して、毎回必要な額のお札を入れてあげるのがおすすめです。買いすぎ防止になるし、万が一落としたときも安心です。

よく利用するプリペイドカードに5000円だけ入れておいてあげて、その残高で買い物をするようにしてうまくいったケースもありました。

これだと、小銭を計算する必要がないので、レジでまごつくこともありません。ただし、レシートなどで、残高の確認だけはサポートしてあげてください。

「暗証番号がわからない」で大騒ぎ！

買い物と併せて大きな「関門」として立ちはだかるのが、**暗証番号**です。銀行や郵便局で現金を引き出そうとしても、暗証番号がわからない。それで職員さんに聞いても、当然、教えてくれません。押し問答の末に、「暗証番号を知っているはずなのに、ウソつき！　自分のお金なのに、なんで下ろさせてくれないの！」と大激怒。じつはこれ、銀行や郵便局では日々起きている「あるある」なんです。

68歳の武田さんも、そんな一人。足腰は元気で、自分で銀行には出向けますが、暗証番号が打ち込めず、いつもトラブルになってしまいます。

狭い地域ですので、「あそこの奥さんが……」とだんだん有名になってしまい、ご主人も困っていらっしゃいました。

武田さんは外に出るのが好きですし、銀行にも買い物にも極力自分で行きたいのですが、介護施設の職員に代わりに操作してもらったり、首から番号を下げて出向いたりするわけにもいきません。

そこで武田さんのご主人と私は、相談のうえ一計を案じました。

武田さんがいつもバッグに付けているお守りの中に、暗証番号を書いた紙を入れておくのです。そして、銀行や郵便局に行くときは、着いたら必ずご主人に電話を入れるというルールをひとつだけ決めました。

ちゃんと着いたか不安だから電話をしてもらう、または、着く頃を見計らってご主人から電話をしてあげるというわけです。

「今着いたわよ、安心してね」と電話があったら、「そこのお守りに数字を書いたメモが入っているから、それを打つとお金が下ろせるよ」と伝えます。

すると奥さんは、「そうなの？」と言って、ちゃんと下ろせるようになりました。

お守り以外にも、財布や小銭入れなどに、小さく数字を書いた紙を仕込んで成功したケースもありました。


ただし、カードの裏側に暗証番号を書くようなことは絶対に避けてください。

また、ＡＴＭ操作中に電話していると、詐欺と疑われる可能性もありますので、やはり職員の方には、あらかじめお知らせや相談をしておくことが大切です。

いずれ、銀行に行き、買い物を楽しむことが難しくなる日がやって来ます。

お金の問題だけではなく、スーパーや銀行に出かけて、道に迷ってしまうことがあるかもしれません。

しかし、**経済的な生活を、できるだけ自分の意思でできるようにサポートする**ことが大切です。認知症の方が、自分らしく生きるための生命活動のひとつが、買い物といっても過言ではありません。

コラム

3

くまもとオレンジ大使の松本さんと「認知症」という言葉がなくなる未来

2019年から、「チームオレンジ」という取り組みが国を挙げて始まりました。認知症の方やその家族、地域の人たちが一丸となって、ともに暮らせる「共生社会」を目指すための試みです。

その一環として、**「オレンジ大使」**がいくつかの都府県に設置されています。「認知症本人大使」という呼び名もあって、ようは認知症の方が大使となり、認知症への理解を進めていくための役割です。

先日も、熊本県の認知症啓発フォーラムに向けた事前会議で、くまもとオレンジ大使の松本力《ちから》さんという方とお会いしました。

現在70代の松本さんは、65歳頃にアルツハイマー型認知症と診断されたとか。

ハーモニカやトランペットなどの楽器演奏を得意とし、タイトルを伝えるだけで、あるいは歌い出しやサビを口ずさむだけで、ひょいと演奏してくれます。お顔を出して、実名でご自身の生活ぶりを伝える認知症当事者、いや、「経験専門家」と呼ぶべき人です。

この日も、オープニングに学生の合唱に合わせて、演奏を依頼しました。

「どんな曲を演奏すればいいですか？」

「『手のひらを太陽に』と『ふるさと』をお願いします」

そんなやりとりを担当者と交わすと、松本さんは、バッグの中からハーモニカを取り出し、1曲ずつ軽々と演奏してくれます。

前奏までしっかり演奏してくださったので、フォーラム進行のイメージどおり。参加者一同が、惜しみない拍手を送りました。

松本さんは、笑顔で拍手に応えています。

「素晴らしいですね、じゃ、そんな感じで本番当日もよろしくお願いします」

拍手が鳴り止み、次のテーマの話へ移ろうとしたときのことでした。

笑顔のまま、松本さんはこう言ったのです。


「……で、なんの曲を演奏すればいいですか？」


なるほど、これぞ認知症大使！

数秒前に演奏した記憶が抜け落ちてしまうものの、それに押しつぶされず、自分らしく生きる姿が、本当に美しいと私は感じました。

認知症の症状と、人としての匠《たくみ》の部分を併せ持つ松本さん。

あっけらかんと記憶の苦手を相手に頼るところが、じつにアッパレです。

「共生社会」とは、認知症の方を、周りの人が１００％支えるだけの社会ではないと私は思います。

その人の生きがいや、やりがいを見つけて、活躍できる場面はどこなのか、一緒にできることはなんなのかを、ともに考える。

もちろん認知症の方から支えられ、教えを受けることもたくさんあります。

認知症が、高齢期における多様性のひとつとなり、「**苦手ですが、なにか？**」と堂々と言える社会が実現すれば、そのときは、「認知症」という言葉すら必要ではなくなっているはずです。

「晴れ間」どころか、永遠に続く「ピーカン」です。

理想にすぎないと、思いますか？

でも、私は本気でそんな日が来ることを信じています。

そのためには、松本さんにはまだまだ頑張っていただきたいし、同じように活躍する認知症の方がどんどん出てきてほしいです。

私も頑張らなくては、ですね。

第4章

その日まで笑顔でいるために

この人の送ってきた人生が私につながっている

頑張って、支えて、できることはなんでもして、
それでも「もうダメだ」と思ったとき——
やり方を変える時期なのかもしれません。
トイレの失敗は、その重要なサインです。
「頑張る」以外の選択肢を
考えてみませんか？
やがて来るその日まで、
あなたと、あなたの大切な家族が、
みんな笑顔でいるために。

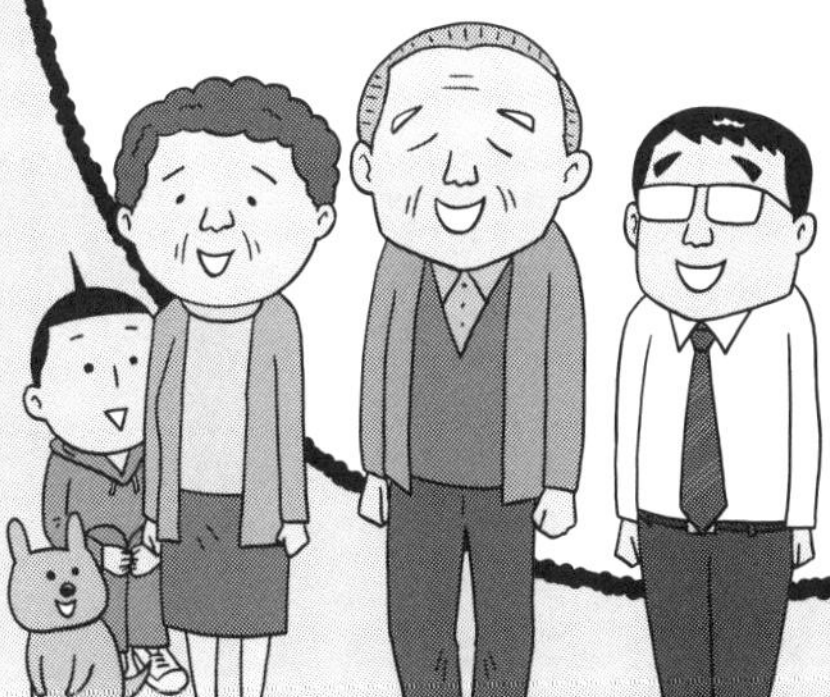

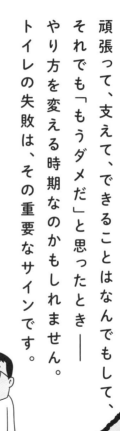

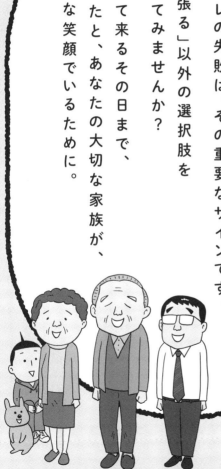

最期まで命を輝かせた「畑」と玉ねぎの結び方

人間に最後に残された機能が「笑う」こと

認知症の方は、症状の進行によっていろいろなことができなくなっていきます。

でも、最後まで残されている機能もあります。

それは、**「笑う」という機能。**

認知症が進むと、最終的には「重度認知症（高度認知症）」と呼ばれる状態になります。体の動きはどんどん悪くなり、歩けなくなって、座っていられなくなり、寝たきりになって、関節が固まっていき……といったパターンで進んでいきます。

そして、最後の段階の昏迷・昏睡状態になる前に、笑う能力の喪失があります。

これは逆にいうと、**亡くなる寸前になってもなお笑える**ということです。

私たちの仕事で一番大切なのは、亡くなるその瞬間まで、その人の笑顔を引き出し続けることです。それを教えてくれたのは、93歳の杉田さんでした。

グループホームに入居している杉田さんは、ときどき「私、家に帰る！」と言い出します。理由を尋ねると、「ここでなにもせずにボーッとしていると、頭がボーッとしちゃう」と言うのです。杉田さんは認知症が進んでいて、スタッフの顔も忘れてしまうのですが、なるほど、言っていることは道理が通っています。

「じゃあ、なにかしたいことはありますか？」と聞くと、**「畑仕事でもやれば、また動けるようになるよ」**と答えます。

そこで、施設の庭の芝生を少々はがし、そこに畑をつくりました。ホームにいる他の患者さんたちにも、良い効果があると考えたのです。

こうして始まったささやかなホーム農園は、思いのほかうまくいきました。トマトにさやいんげん、じゃがいもや玉ねぎ。どんどん育っていきます。杉田さんもノリノリで、「玉ねぎは寄せて植えなさいよ。寄せて植えれば植えるほど、玉ねぎは隣とケンカして大きくなろうとするんだよ」と教えてくれます。車いすに座って、どんどん指示をしてくれるわけです。

すぐに他の患者さんたちも参加するようになりました。作物を育てる喜びや体を動かす刺激が良かったのか、自力でトイレに行けるようになったり、別人のようにおしゃべりになったりした方もいました。それはまるで、魔法を見ているようでした。

でも、何度目かの収穫を迎えた頃、杉田さんは倒れ、1週間もしないうちに、入院先で亡くなってしまったのです。

最期まで希望を与えたのは「玉ねぎの干し方」

畑仕事を楽しんでいる間にも、杉田さんの認知症は進んでいきました。心臓の負担も大きく、足の浮腫も強くなっていました。

93歳という年齢を考えても、人生をまっとうされたと言ってよいでしょう。

でも杉田さんは、最期まで退院をあきらめず、「早く畑に行かなきゃ」と娘さんに話していたそうです。

「玉ねぎの干し方をちゃんと教えていないのよ。まだまだ私が監督しなくちゃね」とも。

そのとき、杉田さんの口元は、満足そうに微笑んでいたと、あとから娘さんに聞きました。

私が杉田さんに玉ねぎの干し方を教わったのは、入院する直前です。

玉ねぎは、茎を切ってはいけません。

残した茎を真結びして、2個つなげたら、吊るして干して乾かします。結び方がきついと腐って落ちるので、ゆるく結ばなければいけません。

杉田さん、大丈夫です。
あなたが熱心に教えてくださった玉ねぎの干し方、私はちゃんと覚えています。

認知症が進行しても、最後の最後まで意欲や大切なものは必ず残っています。
それを見つけて一緒に楽しむことができると、幸せな気分になれます。
笑顔を見せた瞬間、心から怒ったこと、泣いたこと、ふとつぶやいた言葉。
ともに過ごした暮らしのすべてに、そのヒントが残っています。

人生の最晩年に、もう一度「生きがい」を見つけることで、自分が世の中とつながっているのだという希望を感じることができます。
最期まで、笑っていることができます。

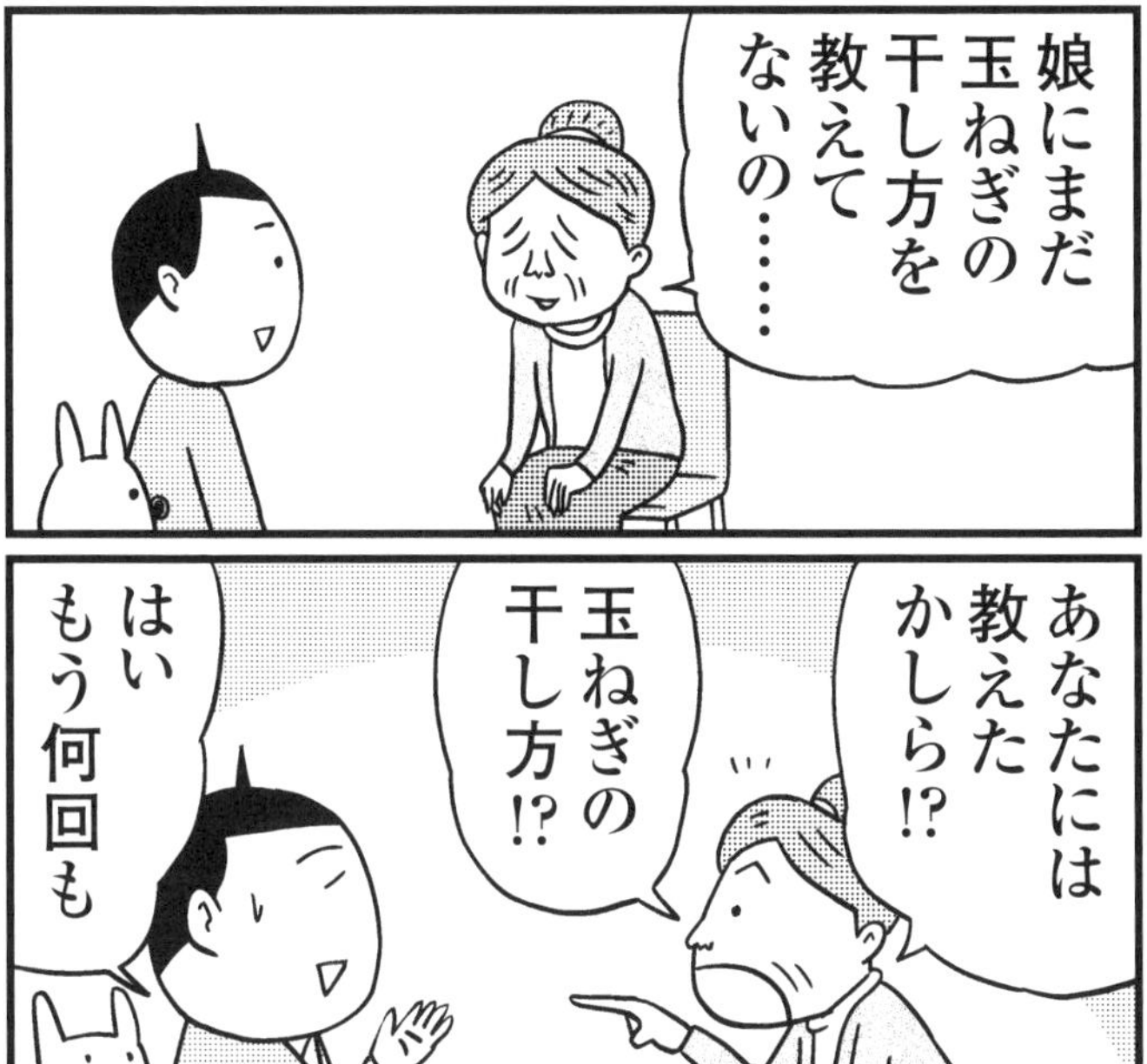

娘にまだ玉ねぎの干し方を教えてないの……
あなたには教えたかしら!?
玉ねぎの干し方!?
はい もう何回も
あの方には教えたかしら!?
教えないと!
宅配の人ですよ!

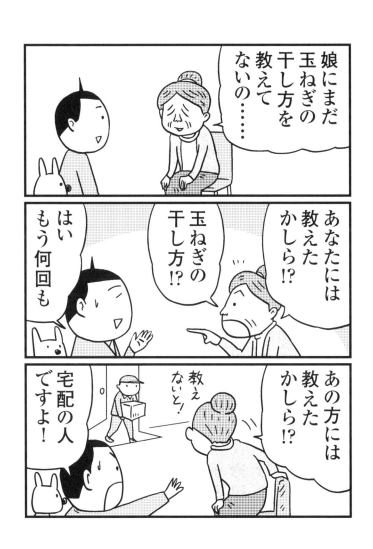

その日が来る前に……。私が祖母の話を聞き、記録する理由

あなたが存在する意味に触れる

「智さん！　あなたね、人生で一番大切なのは、健康！　健康が一番！」

そう言う妻のばあちゃんは、現在94歳。

認知症の兆候もなく、見た目は、いたって元気な、素敵なおばあちゃんです。

とはいえ、足腰がだんだん弱っていることは否めません。

徐々に体力が落ち、心臓の負担も大きくなるため、足にむくみが出てしまい、さまざまな薬を飲んでいます。

病院の先生から「運動をしなさい」と言われ、その場では、ウンウンとうなずくのに、自宅へ帰ってくると「運動は昔から得意じゃない」と言って、自由に過

ごしています。

家族が言ってもダメ、妻が言ってもダメ。

そこで、その道のプロである私が投入されることになったのです。

まず手始めに、家の中で運動できるような器具をプレゼントしました。

孫娘の夫であることに加えて、理学療法士という肩書が効いたのか、「あなたが勧めるならやってみようかね？」と言い、しばらくは毎日使ってくれました。

妻のばあちゃんが、あとどれくらい生きてくれるのかは誰にもわからないけれど、妻も、家族も、いずれはその日が来るだろうと受け入れています。

だから、妻と私で話し合って、できるだけ帰省して、たくさん話を聞こうと決めました。

「私の一番上のお姉さんは美人な人で、魚屋さんに嫁いだのよ」

「あそこの夫婦は、今でこそ仲いいけど、昔はケンカばかりでねぇ」

なんていうご近所ネタから、戦争や物資の不足していた時代の、私たちが教科書でしか知らない話まで、自らの体験として生々しく聞かせてくれます。

ときには、昔の言葉や古い方言、昔の事件や出来事などが出てきます。

わからない言葉はその都度メモをとり、録音もしてまとめるようにしています。

私たちもまた、**祖母やその同世代の方たちが汗を流し、涙を流して一生懸命生きていた時代を体感できるのが楽しい**のです。

そんなある日の夕方、帰り間際に、妻のばあちゃんは、こう言いました。

「今日の話は、前半戦だからね！」

「後半戦があるんだから。面白いのはここからだから、絶対来なくちゃダメよ！」

ばあちゃん、やる気満々です。

その様子には、**「次に会うときまで元気でいなければ」**という気概も感じます。

もしも対話がそのために役立っているのであれば、お互いが「快晴」ですよね。

ぜひ、お別れの日が来る前に、こうした機会を持ってみてはいかがでしょうか。

幼い頃に聞けなかった話、大変だった話やうれしかった話、子ども時代の話……聞けば聞くほど興味がわいてきます。

目の前にいる人の背景とストーリーが、はっきりと浮かんできます。自分という存在が、どういう人の、どんな人生を経て生まれてきたのかがわかります。そして、話しているほうも、とてもうれしそうです。

やがて、その大切な人が天に召されたとき、紡がれた話は新しい価値を持ち始めます。その人の人生が、あなたの糧となり、温め、応援し続けてくれるからです。

ちなみに、冒頭の言葉に続いたのは、「2番目に大切なのは、お金よ」でした。94歳の「お金は大事」という言葉は、なんとずっしり重たいことか（笑）。

自宅介護を手放す理由は泣いて笑って、人間らしくお別れするため

トイレの失敗がボーダーラインに

認知症の家族を介護するとき、やがては、避けては通れない問題に直面します。

このまま自宅介護を続けるのか。施設に入居させるのか。

大昔のように大家族で住んでいればいざ知らず、今は核家族化が進み、介護の負担は、昔よりはるかに大きくなっています。

精神的に追い詰められて介護うつになってしまったり、「この人さえいなけれ

ば」と憎しみすら芽生えてしまったりしたら、「雨」を通り越して「嵐」です。
そうなる前に、私は、ある時期が来たら、施設への入居も視野に入れ始めることを提案しています。

タイミングは人によってさまざまですが、**多くの家族が「もう、家で介護し続けるのは限界だ」と感じるのは、トイレの失敗が起こり始めたとき**です。

「トイレの失敗」と聞くと、「部屋の中でおしっこをするようになるんですか?」「便をいじってしまうんですか?」と不安になるご家族も多いですが、いきなり放尿や便いじりをするわけではありません。

最初は、排尿・排便後の流しそこねから始まり、ズボンをきちんと上げられなかったり、裾が出ていたり、ふき残しが下着に付くようになります。

順番には個人差がありますが、同じ時期に起こりやすいので、よく見ておくことが大切です。

やがて、尿失禁や便失禁が始まり、最後には、「弄便《ろうべん》」といって、下着やおむつの中に出した便、あるいは床に落としてしまった便を素手で触ったり、着ている服やベッドのシーツなどになすりつけてしまったりすることも起こりえます。

「便」を「弄《もてあそ》ぶ」と書いて「弄便」と読みますが、決して遊んでいるわけではありません。認知機能と嗅覚の衰えによって便を便として認識できず、「これはなんだろう?」と素手で触ってしまうと考えられています。

そして、子どもが手の汚れを服でふいてしまうような感覚で、それを始末しようとしてしまうのです。

認知症のご本人にすれば、汚れたものを解決しようとしているに過ぎません。

ときには、色形の似ているかりんとうやチョコレートと間違えて、「食べ物かもしれない」「もったいない」と、口に入れてしまうこともあります。

トイレの失敗を認識しているケースでは、「恥ずかしい」「知られたくない」という意識から、汚れた衣類をタンスなどに隠してしまうこともあります。認知症の人にとっては、隠すというよりも「封印する」といった感覚でしょう。

慣れることができないトイレの問題

こうした姿を見たご家族のショックは、測り知れません。元気なときを知っているからこそ、その落差に打ちのめされてしまいます。生後間もない赤ちゃんの便とは違い、臭いもひどく、衛生面からも、耐えがたいと感じてしまうでしょう。

ほかのどんな症状とも違い、これぱっかりは、慣れることができません。

そこにいたって、「もう限界だ……」と張り詰めていた気持ちが切れ、施設入居の覚悟を決めるご家族が大半です。

「お風呂の失敗」が準備を始めるサイン

介護の限界を感じる前に、もう少し先回りして、早い時期に施設への入居を考えたい場合のサインもあります。

それは、「お風呂の失敗」です。


多くのケースでは、**トイレの失敗の前に、お風呂の失敗がやってきます。**

そこが、施設へ入居させる心構えと準備を始める時期だと、私は思っています。


80代の高島さんは、中等度の認知症で、息子さん夫婦と同居しています。

記憶障害や見当識障害を経て、やる気がなくなっていき、お風呂もいやがるようになっていきました。

「お袋は最近、お風呂を怖がるんですよ。この前はシャワーで冷水を浴びて悲鳴を上げていたし、もう1週間も風呂に入っていないんです」と息子さん。

シャンプーとコンディショナーを使い分けたり、入浴後に髪を乾かしたり、パジャマに着替えたり……。

入浴は認知症の人にとって、じつは複雑な作業の連続です。

お風呂が怖いのは、手順がわからず不安であることや、距離感覚や目測の判断力が低下して、深さがわからなくなっているからでしょう。

私はその話を聞いて、息子さんにこんなアドバイスをしました。

「次はトイレの失敗が起こる可能性があります。不安や苦痛に感じることは、一人で抱え込まずに、頻繁に相談するようにしてください。すでに介護負担が大きい場合は、今のうちに、施設への入居を検討しておくことも備えのひとつです」

トイレの失敗が始まると、ご家族は疲弊してボロボロ。

今まで頑張って介護してきたから、最期まで頑張らなきゃ。

そんな頑張りすぎる家族が最も疲弊しやすい傾向にあります。

「さあ、施設を探そうか」と思っても、実際の入居までには時間がかかりますし、さらに体力や精神力はすり減っていきます。

ですので、**いざそのときが来たときのために、少し早めに動いておくことが**、介護するご家族の「晴れ」を増やすのです。

はたして、高島さんはそれからしばらくしてトイレの失敗が増えていきました。

そして、あらかじめ心構えと準備を進めていた息子さんは、便失禁が始まるであろう少し前に、高島さんを施設へ入居させることができたのです。

介護は、施設ありきではありませんが、自宅ありきでもないのです。

「頑張る」以外の選択肢を考えるとき

ここを耐えてしまうことも、可能かもしれません。

でもその先には、立つ・歩く・起きる・食べるといった部分に運動障害が起こり、自力では動けなくなっていきます。

その後は、意思の疎通が難しくなっていき、言葉だけではなかなか思いが通じずに、お互いにストレスがたまりやすくなります。

また、家族の顔を認識しにくくなったり、すぐには判別できなくなったりすることもあります。

残念なことですが、これは、認知症の進行とともに起きてしまうものですので、今の医学では解決できません。

お風呂やトイレの失敗は、**「この次」を考えて、「頑張る」以外の選択肢を検討するときがやって来たサイン**なのではないかと、私は思うのです。

入る人も送り出す人もハッピーになれる「施設に入居するメリット」とは

同世代の仲間との暮らしで、自分の役割を再発見

「ずっと一緒に暮らしてきたお袋を、自分は家から追い出そうとしているんじゃないでしょうか……」

そんな気持ちを私に訴えてきたのは、57歳の長野さん。

82歳になった認知症のお母さんの介護を続けてきたものの、だんだん負担が重くなり、そろそろお母さんを介護施設に入れるタイミングが来たのではないかと考え始めていたのです。

認知症のご家族を施設に入居させるとき、多くの人は、長野さんと同じように

「家族として、これでいいのか？」と葛藤します。

私は、必ずしも施設に入れることが最善だとは思いません。家で過ごしてほしいという強い思いがご家族にあり、ご本人もそれを望むなら、ヘルパーやデイサービス、ショートステイを活用しながら自宅で介護を続けるのもひとつの方法です。

ですが、**施設に入居するメリットは、家族だけでなく、認知症の本人にとってもたくさんある**ことを、ぜひ知っておいてほしいです。


ひとつには、**入居者の世代が近いこと**です。

認知症の方は、大抵は家族の中で自分が一番年上ですし、どうしてもできることが減っていき、家族からも「しなくていい」と言われてしまう場面が増えていきます。もちろんご家族にそういった意図はなくても、まるで自分が「邪魔者」のように扱われていると感じてしまうことがあるんです。

その点、施設では自分と似た年代、似た症状の人たちと過ごすわけですから、お互いの話にうなずき合ったり、最近の境遇や昔の話題に花を咲かせたりすることで、心が落ち着きやすくなります。

さらに、**周りの人たちと「能力」が近いこと**も、非常に重要です。生活する能力がある程度近い人たちと暮らすことは、自分の役割を見つけやすくします。

自分より苦手な人がいたら「あなたの食器片づけてあげるわ」というような役割がありますし、**「これ、お願いしていいですか?」と誰かに頼られたり、自発的に役割を見つけたりもできます。**

「私は○○なのよ。あなたは?」「私は××で苦労していて……」「だったら、××は私がしてあげるわよ」といった具合に、「気の合う仲間」との出会いや、助け合うことの楽しさも見つけ出せる。

これが、心の健やかさと認知機能を保つために、とても大切なんです。

一日にメリハリがついて、頭も体も動き出す

もうひとつ、見逃せないメリットは、**施設に入ることで生活にリズムが生まれること**です。家ではなにもすることがなく、一日中寝ているか、テレビを見ているか、せいぜい買い物や散歩に出るくらい。

「家族に迷惑をかけたくない」という思いもあって、活動が少なくなってしまいます。とくに男性はその傾向が強く、家に引きこもってしまいがち。

それが施設では、「9時半から体操です」「10時になったらリハビリがあります」「お昼ご飯の前に口腔《こうくう》体操をしましょう」と、いろいろなメニューが用意されているところがほとんど。午前、午後、夕方といくつもメニューが用意されているため、一日の流れをつかみやすくなります。

このように、**メリハリがつくことで、頭も体も活動量が増えていきます。**

認知症の方にも、さまざまな個性があり、症状があります。

施設の職員は、たくさんの認知症の方と接した経験を持つ、「介護のプロ」。本人がどこまで理解しているかを慎重に感じ取りながら、設備や道具を使い、できる限り一人ひとりに合わせた形での介護を行うことができます。

こうしたいくつかのメリットは、やはり家で提供するのは難しいでしょう。

家族との距離を取り直し、悪循環をリセット

冒頭の長野さんは、最終的に、お母さまを施設に入れることにしました。

そして、**「お袋と距離を保つことで、もう一度お袋のことを愛しいと思えるようになったことが、なによりうれしい」**とおっしゃいました。

私は、これが一番の、施設に入居することによる「晴れ」だと思っています。

介護が苦しくて、だけど離れられなくて、いつのまにか強く当たってしまい、お互いが不安になり、不満になり、不信になり、不穏になっていく……。すべてはお互いの不快の感情から始まってしまうのです。

そんな悪循環を一度リセットし、家族との距離を保ち直すことで、クールダウンになるんです。

もちろん、「施設に入れば、みんなバラ色」なんてことはありません。孤独を好む方や、ご家族との関係が非常に密な方は、施設が合わないこともあります。

そうした場合、私は、**デイサービスや1〜2週間程度のショートステイの利用から始めること**をおすすめしています。

一度ご家族以外の人たちと過ごす機会をつくってみて、ここに書いたようなメリットを「お試し」で体験してみる。

こうした「慣らし期間」を経て、ご本人が施設に合うか、合わないかを見極めてからでも、決して遅くはありません。

施設に入ったあとも、家族ができることはたくさんある！

面会で職員に伝えるべき大切なこと

施設に入居することのメリットをいくつか書きましたが、それでもやはり、躊《ちゅう》躇《ちょ》するご家族は少なくありません。中には「施設に入れたら、あとは全部お任せ」と考えて、罪悪感を覚えてしまうことがあります。

断じてそんなことはありません！

家族が施設に入居したあとにも、あなたにできること、しなければいけないことがたくさんあることを、ぜひ覚えておいてください。

面会に行き、家族の絆を感じ合うことは、その最たるもの。

それとなく様子を見たり、困りごとや必要なものがないかを聞いたりするために、こまめに顔を出してあげれば本人も安心しますし、意外と楽しそうにやっている本人の姿を見ることができれば、あなた自身もホッとできます。

もちろん、面会が新たな負担になっては本末転倒です。

あなたにとってちょうどいいペースで会いに行ければ、それが正解です。

本人の「人生史（自分史）」の情報をどんどん伝える

面会といえば、入居している家族に会いに行くことだと思いがちですが、そこには、**「介護を担当している職員に面会する」という側面もあります。**

「職員に面会」と書くとおおげさですが、ようは、最近の本人の様子や健康状態などを確認するわけです。

とくに、認知症が進行してコミュニケーションが難しくなっている場合は、どんどんヒアリングしてください。

本人の情報も、職員の方に、積極的に伝えてあげましょう。

口グセ、趣味、興味や関心事、習慣、特技、大切にしている考え方。

あるいは職歴、経歴、誇りにしてきたこと。

こういった、本人を構成する心の部分や、歩んできた歴史を伝えると、「あ、こういう人なんだ」とわかります。

目の前の入居者が抱えている「オリジナルのストーリー」がわかると、その方の「人間的な側面」が見えてきます。

数々の記録を残すメジャーリーグの大谷翔平選手が「日本中の小学校にグラブを寄贈した」とか「幼い頃、ハリー・ポッターが好きだった」なんて話を聞くと、人間として興味がわいてきますよね？　それと同じことです。

また、認知症が進行し、一見理解が難しい言動が増えても、こうした情報があると、**なぜそうするのかの「答え合わせ」ができる**ようになります。

朝ご飯をどうしても食べてくれない人が、じつはずっとパン食だったことをご家族から聞いて、パンを出したところ改善したというケースもありました。

簡単なようでも、こうした情報はご家族からしか得られません。

カルテには書かれていない情報です。

その際に意外と大切なのが、**ご本人と家族との関係を伝えておくこと。**

たとえば、ご本人が一番頼りにしているのは、家族の中でも誰なのか。

その情報があれば、「長男の幸一さんから、今日はお風呂に入って、リハビリを頑張ってきてほしいって頼まれているんですよ」なんて具合に、職員の方が、関係の良好な人の名前を水戸黄門の印籠のように使えるわけです。

こうした、本人の人となりに紐《ひも》づく情報を「カード」として組み合わせることで、プロの職員による、より良い介護、すなわち「晴れ」が増えていきます。

調べれば調べるほどわからない……。施設選びを間違えないための6つのポイント

あいさつひとつから「施設の余裕」が見えてくる

いざ家族を施設に入居させようと決断したとき、必ず直面する問題があります。

それは……

はて、どの施設に入居させるのがいいのやら？

ネットで少し検索すれば、自宅から通いやすい範囲にもたくさんの介護施設があることがわかりますが、どこにどんな違いがあるのか？　なにによって値段に差がついているのか？　ピンとこないことも多いでしょう。

81歳の親を介護施設に入れようと決心した遠山さんも、その一人。ヘルパーや役所、知り合いや同僚の話を聞いてみたり、インターネットで調べてみたりした結果、**「調べれば調べるほど、どこにすればいいかわかりません！」**と頭を抱え、私のところへ相談しに来ました。

大切な親を任せるわけですから、当然ですよね。

まず大前提として、施設を選ぶときは、必ず見学をしてください。

ホームページやパンフレットに載っている情報だけでなく、その場に行ってみないとわからない「雰囲気」や、聞かなければわからない話が必ずあります。

あいさつ、声かけ、一日の流れ

そこで、**必ず見て、聞いてほしい6つのポイント**があります。

1つ目は、職員の方々が、ちゃんとあいさつをしているかどうか。

あなたに対してだけでなく、すれちがう同僚や入居者の人にしっかりあいさつをしているかどうかも確認しましょう。

無言で通り過ぎていく職員が多いとしたら、忙しすぎて、その施設全体に余裕がないのかもしれません。

介護施設では、1フロアに30〜40人もの入居者がいることが普通です。

その人数に対して、**介護する側の人数やチームワークに不足があると、無意識に入居者や入所者を「者《もの》」ではなく、「物《モノ》」のように見てしまう感覚になってしまいます。**

その結果、一人ひとりに気を配ることができなくなっていきます。

また、あいさつをするにしても、表情が乏しい顔だったり、忙しいオーラが出ていたりすることがよくあります。

あいさつに感情がともなっているかどうかもチェックしてみてください。

もちろん、入居されている方たちの表情に注目してみることも大切です。

2つ目は、職員から入居者への声のかけ方が、一般的な常識の範囲で許容できるかどうか。

言葉が乱暴なのはもちろんダメですが、なれなれしすぎるのも、入居者と適切な距離がとれていない可能性があります。

「ちゃん付け」や「あだ名」は人生の先輩への振る舞いとは思えませんし、間違いや失敗に対して「あはは、かわいい」なんて高齢者をペット扱いされるのもごめんです。

3つ目は、施設のスケジュールに、適度な活動が組み込まれているか、その活動中に高齢者への声かけがあるかです。

体を動かしたり、交流したり、日々の生活に変化が出るような工夫や気づかいがプログラムとして組み込まれているか、入居する人たちの一日の流れを必ず確認しましょう。

創作活動など個人で取り組む活動でも、集中しているからといって放置せず、きちんと声かけができているかどうかにも、目を向けるといいでしょう。

こういったことを細かくチェックするには、1回の見学では足りないかもしれません。できれば、2回、3回と足を運んでみてほしいです。

見学の時間帯を変えてもらうとか、別のフロアを見せてもらうとか、説明してくれる職員さんを替えてもらうとか、同じ施設でも、違う側面が見えるようにするといいですね。

複数の職員へのヒアリング、掲示物、一人ひとりに合わせた介護

それと、**フロアにいる複数の職員に同じ話を聞く**ということも、ぜひ試してみてください。

たとえば、活動のプログラムを尋ねたときに、ある職員は「みなさん毎日、集団での体操やレクリエーションを頑張っていますよ」と答えたのに、別の職員は

「興味がある、またはできる人だけ体操やレクをやっています」と答えたら、そこだけでも話が違ってくるわけです。

これがチェックポイントの4つ目です。

5つ目は、掲示物や展示物の様子です。

ポスターやイベントのチラシなど、掲示物の内容が古くなっている、色あせている。展示物がほこりをかぶっていたり、季節に合わない作品が展示されていたり、休憩室で毎回同じビデオが流れていたり……。

細かいようですが、こういったところに気が回らないということは、直接介護の業務に追われ、生活の豊かさへの余裕がないあらわれかもしれません。

最後の6つ目は、一人ひとりに合わせた介護ができているかです。

施設に行くと、ある時間だけ、便や尿の臭いが漂っていることがあります。

なぜかというと、一斉におむつ交換をしているからです。

「お一人おひとりに合わせたトイレ介助をしています」と表向きには言っていても、実際にはそうなっていない。

本人の時間の流れではなく、職員主体の時間の流れになってしまっているんですね。

ほかにも、廊下にやけに人が出ているなと思ったら、一斉に起床させて、一斉に歯みがきをさせているという施設も少なくありません。

限られた見学の時間では難しいかもしれませんが、介護の主体が職員になってしまっていないかも、できる限りチェックしてみましょう。

これらのポイントは、結局、**「入居者だけでなく、職員にとっても良い職場かどうか？」**と言い換えることができそうです。

介護する人に余裕がなければ、お互いに曇り空。

これは、家でも施設でも、同じことなんです。

「なにを話せばいいの？」「会話が続かない」面会に行くとき、どうすればいい？

1枚の写真が「晴れ」を招く

施設に入居している認知症の方のご家族は、亡くなる少し前の面会が、一番苦しいそうです。

認知症の症状が進んでくると、限られた言葉でしか話せなかったり、理解がさらに難しくなったりしていきます。

ご家族がどうにか会話をしようと、あれこれ話してみるものの、話しかけるたびに、家族ではなく職員の顔ばかりを見て答えることもしばしばです。

今の生活で頼りにしているのが、家族ではなく、施設の職員であるかのようにも見え、面会時間を負担に感じる家族も少なくありません。

飲食店を営む77歳の酒井さんは、認知症の奥さんを数年介護しながら、仕事と介護のバランスを図ってきましたが、食材の買い出しにも影響が出始めたため、施設に入居させることを選びました。

しかし、会いに行くたびに奥さんは、苦手なことが増えているように見えます。

やがて高度認知症と呼ばれる状態になり、「あーあー」「うーうー」という言葉しか発せられなくなりました。

お電話で話したとき、**「妻に会えてうれしいけれど、衰えていく姿を見るのはつらい」**とつぶやいた酒井さん。

私は、「じゃあ、若いときの写真の中から、奥さんとの一番思い出深い写真を施設に持っていってください。**次の面会は、その写真のことだけを話しに行きませんか？」**と提案しました。

介護している側の精神的な疲労は見過ごせません。

やがて、介護者自身も自分の気持ちにふたをして、閉じこもってしまいます。

でも、思い出の詰まった写真を見ると、元気だった頃のことを自然と思い出し、**「楽しかったな」「優しい妻だったな」という感覚が、またわき上がってきます。**奥さんへのポジティブな感情を胸に、会いに行ってほしかったのです。

酒井さんと奥さんは、1枚の写真によって、自然と会話が始まったそうです。「これ覚えてる？　こんなことがあったんだよな」と言うと、うんうんと指を差しながらうなずく奥さん。

言葉にはなかなか出なかったとしても、それが「わかっている」の合図です。

こうなるとうれしくなって、どんどん写真を持ち込みたくなりますが、写真を見てもわからないとき、私たちは、「じゃあこれは？　じゃあこれは？」と次々に試したくなってしまいます。これでは取調室と変わりません。

ですので、持っていく写真は数枚にしぼるとよいでしょう。

もしわからなければ、「このとき、こんなことがあってね」と、自分がわかることを話してあげてください。

そのやりとりは、あなた自身の心を晴れさせてくれます。

思い出の詰まった「物」を写真に収めて

昔の写真ではなく、その人の好きだった物や、思い出の詰まった道具を写真に撮って持っていくのもいいですね。


15年も前ですが、私が急性期病院に勤めていたときに、75歳の吉田さんというおばあちゃんが入院されていました。

ヒザを手術した吉田さんは、「もう自転車に乗れないのが悔しい」とこぼします。

そこで私は、吉田さんのために、三輪自転車を探してあげました。

昭和の時代にあった、後ろに荷台が付いた三輪自転車です。いろんな自転車屋を探して回って、中古の古いものを安く譲ってくれる店を見つけたのです。

吉田さんはたいそう喜んでくださり、退院後も、その三輪自転車が本当に便利だと、通院するたびに報告してくれていました。

吉田さんとは、それっきりだったのですが、ある日、急性期病院の元同僚から、吉田さんがその後、認知症を患っていたことを聞きました。

そして、すでに亡くなっているということも……。

吉田さんは、あの三輪自転車を、亡くなるまでずっと家に置いて、**「この自転車を探してくれたあの人は、忘れられないねえ」**と話してくれていたそうです。

自転車でも、車でも、家でも、手鏡でも、タンスでも、庭に咲く花でも、思い出の詰まった「物」は、その人の記憶を引き出します。

さまざまな記憶が消えていく中で、吉田さんは、その三輪自転車を通じて、私のことをずっと覚えていてくれました。

最期の瞬間までその人の記憶を引き出し、語り合うことは、その人の人生の尊厳を守ることであり、ご家族にとっても大切なプレゼントになります。

家族のその後の人生に晴れ間をつくり、思い出を温め続けるプレゼントです。

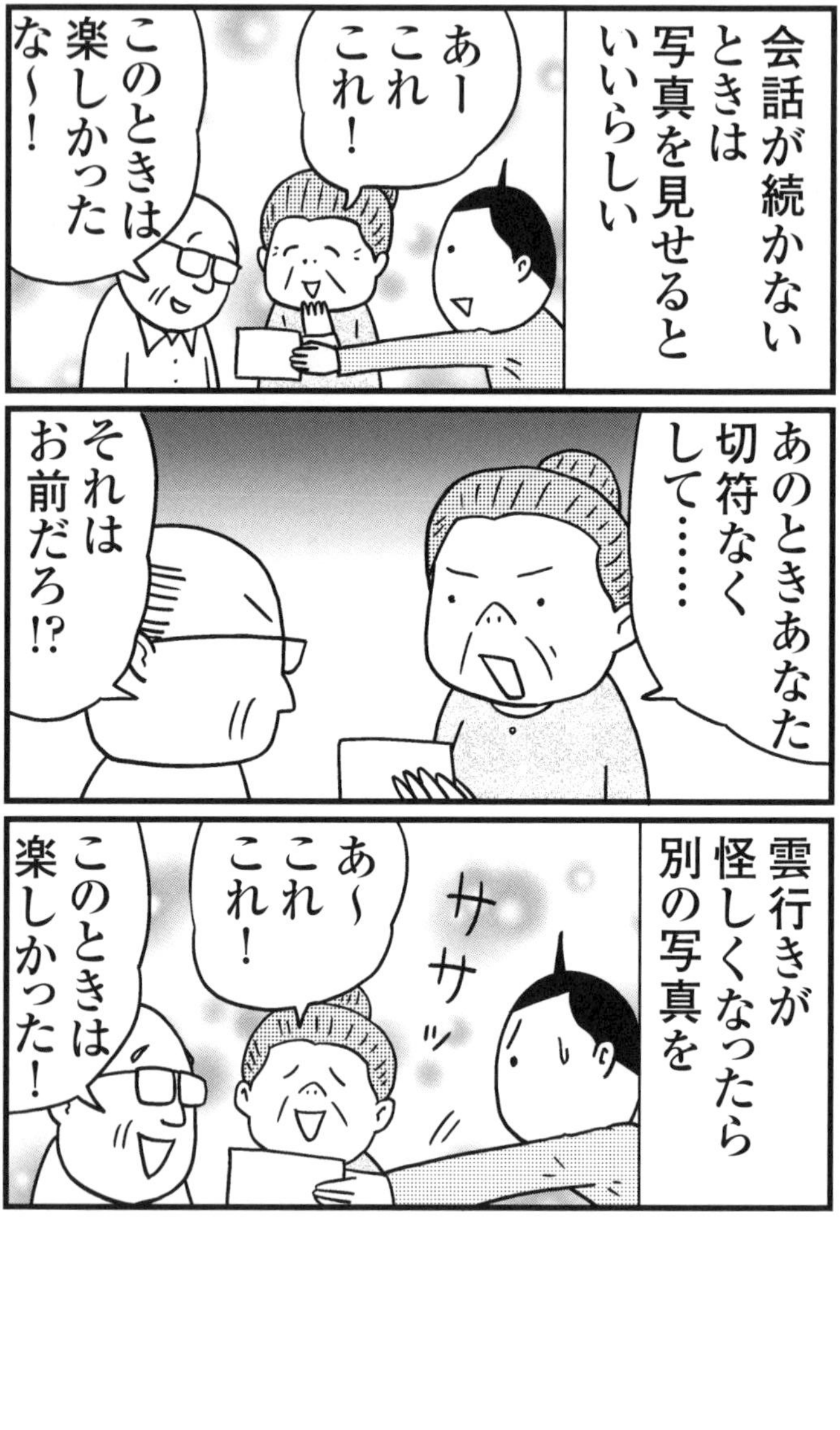
会話が続かないときは写真を見せるといいらしい
あーこれこれ！
このときは楽しかったな～！
あのときあなた切符なくして……
それはお前だろ!?
雲行きが怪しくなったら別の写真を
ササッ
あ～これこれ！
このときは楽しかった！

「さよなら」したあとも「晴れ」が続く大切な贈り物

ひいばあちゃんとじいちゃんがくれたもの

介護を続けたのちに、やがては必ず、お別れをするときがやって来ます。本書の最後にお話ししたいのは、そんな「さよならをしたあと」のこと。

私がこの話をするとき、身近にいた2人をいつも思い出します。

一人目は、幼い頃に私をかわいがってくれた、ひいばあちゃんです。「ひいばあちゃん子」だった私は、近所にあるひいばあちゃんの家に遊びに行ったり、その友だちにかわいがってもらったりしながら育ちました。

物心ついてから成長していく時期の懐かしい記憶には、いつもひいばあちゃんがいます。

私が高校生のとき、96歳で大往生を遂げたひいばあちゃん。

最期は病室で言葉も出なくなっていたけれど、私が会いに行くと、必ず両手の人さし指で頭に角をつくり、牛のポーズをしてくれました。

幼い私と近くの牧場へ散歩に行き、一緒に牛を見たことを伝えているのです。

あのささやかな散歩が、人生の最晩年までひいばあちゃんの心を温めていたことを思い出すとき、私はいつも、うれしく、誇らしい気持ちに包まれます。

もう一人は、理学療法士を目指して専門学校に通っていたときに認知症になった、私のじいちゃん。

物忘れから始まった認知症の症状は、次第に進行していき、最後には、やっぱり施設のお世話になることにしました。

自分の妻（私のばあちゃん）の葬式のときには、それが誰なのかもわからないまま、私に手を引かれて棺の中にいるばあちゃんと会い、「どなたさんか覚えとらんが、ずいぶんとお世話になったようで……本当にありがとうございましたなぁ」と手を合わせていた姿が忘れられません。

ひいばあちゃんのときはもとより、理学療法士となっていたじいちゃんの介護のときでさえ、私は未熟で、今ほど認知症のことがわかってはいませんでした。
それでも、どうすればこの人が人間らしくいられるのか、昔みたいにたくさん笑ってくれるのか、それを考え続けた時間は、今でも私の支えになっています。

最後にくれた宝物は「ありがとう」という言葉

それだけではありません。
2人は私に、今でも心の中にしまってある、大切な宝物をくれました。

それは、「ありがとう」という言葉です。

じいちゃんは、介護を頑張っていた自分の長女（私の母）に、ふと思いついたように、「きみ子、いつもすまんね、ありがとうな」と言っていました。

私が中高生のときだって、みかん山の作業の手伝いを半人前もできないのに、多めのおこづかい（アルバイト代）を渡し、「さとし、世話になったな。ありがとうな」と言ってくれました。

ひいばあちゃんの牛のポーズには、「一緒に散歩をしてくれて、ありがとう」という言葉が込められていたと、私は思っています。

どうか、大切な家族が、しだいに衰えていく頭の中で、あなたに伝える「ありがとう」を聴き逃さないようにしてください。

直接的な言葉だとは限りません。

「あなたが娘でよかった」

「お前と結婚して、幸せだった」

言葉も失った後に、ただ強く手を握ることで伝える「ありがとう」もあります。

その言葉によってあなたは、
この人のおかげで、今の自分がある。
この人の送ってきた人生が、私につながっている。
この人が私を大切に育て、愛情を注いでくれた。
という確信を持てるでしょう。
そして、あなたも心から、「ありがとう」と言えるはずです。

認知症になった大切な家族と交わす、「ありがとう」の交換。

それが、いつかさよならしたあとも、あなたの心をずっと「晴れ」にする、たったひとつの方法だと、私は思っています。

おわりに

この本のタイトルは『ボケ、のち晴れ』です。

医学や介護に携わる私が、「認知症」ではなく「ボケ」という言葉をあえて使ったのには、理由があります。

それは、ボケという言葉は、昔から、そして今の時代もさまざまな分野で普通に使われている言葉であるということです。

花でいう「ボケ」は、バラ科の低木で、ぼんやりした温かみのある花。

カメラでいう「ボケ」は、ピントが合わないこと、または合わせない技法。

漫才でいう「ボケ」は、「ツッコミ役」に対する、とぼけ役。

人間でいう「ボケ」は、「ぼんやり」。

寝起きのぼんやりは「寝ぼけ」。

認知症の方々は、「私、ボケちゃったみたい」なんて具合に、よく「ボケ」という言葉を使います。

この本は、認知症の方の不安も悲しさもすべて描いたうえで、それでも深刻に受け止めすぎず、笑うことを大切にし、お互いの「晴れ」をつくるためにあります。その思いを込めるには、『認知症、のち晴れ』では、どうにもピンときません。「ボケ」という言葉だからこそ伝わるメッセージがあると、私は思っています。

2025年には、約700万人の方が認知症になるという予測があります*。じつに、65歳以上の高齢者の約5人に1人が認知症になるという計算です。すでに私たちは、認知症が当たり前の時代を生きています。私もいずれは「認知症の人」になることを、受け入れています。

＊「認知症施策推進総合戦略（新オレンジプラン）」

その日が来たときは、私も地域の中で大切にされたいです。趣味のプラモデルやキャンプ、パズル作り、メダカの飼育などに誰かが興味を持ってくれて、「素敵な趣味ですね。一緒にしましょう」と言ってほしいです。愛する妻のことも「素敵な奥さまですね。ずっと支えてもらったんですね」って褒めてほしいです。

認知症を患いながらも、いつまでも「ともに生きるために」という話をしていたいです。

239ページで「認知症という言葉がなくなった社会」を理想として掲げましたが、じつはそれ、私自身のためでもあるんです。

本書で紹介した話の中で、現在の「雨」を止ませる、雲間から一筋でも光が差してくるようなヒントを見つけたら、ぜひあれこれ試してみてほしいです。

知ったからにはやってみる。
心を動かされたなら、自分でもやってみる。
どんな結果になろうとも、まずは「やってみる」が一番だと思います。

そして何度でも言いますが、一人で頑張りすぎないこと。

何日も、何カ月も悩んでいたことが、正しい情報や専門的な経験を持つ人のわずかなアドバイスで見事に解決へ進んだケースを、私は何度も見てきました。同じ思いを共有する人がくれた一言で、心が一気に晴れることもあります。

各自治体の「地域包括支援センター」にも、ぜひアクセスしてみてください。認知症と診断されたばかりの方には「認知症初期支援チーム」という仕組みもあります。お住まいの地域名と合わせてインターネットで検索したり、介護に関する行政の窓口に尋ねたりすると、どう相談すればいいかすぐにわかります。

私は、「本の大切さは、1行にある」と思っています。
この本に、たった1行でも、あなたの心に響く言葉がありますように。
そう願いながら、この本を書きました。

さあ、次はあなたの物語を始める番です。
素敵な認知症ケアが、始まりますように。

末筆になりましたが、本書をご監修くださった脳神経内科医の内野勝行先生、素敵なマンガを描いてくださった漫画家の中川いさみ先生、「晴れ」を意識することをテーマに本書の出版の機会をくださったアスコム編集部の菊地貴広さん、構成と編集をサポートしていただいた庄子錬さん、増澤健太郎さん、そして、この本に仮名や実名でご登場いただいたすべての方々に、この場を借りて心から感謝申し上げます。

川畑智

著者：川畑 智（かわばた・さとし）

理学療法士　熊本県認知症予防プログラム開発者
株式会社Re《り》学《がく》代表

1979年宮崎県生まれ。理学療法士として、病院や施設で急性期・回復期・維持期のリハビリに従事し、水俣病被害地域における介護予防事業（環境省事業）や、熊本県認知症予防モデル事業プログラムの開発を行う。2015年に株式会社Re学を設立。熊本県を拠点に、病院・施設・地域における認知症予防や認知症ケア・地域づくりの実践に取り組み、県内9つの市町村で「脳いきいき事業」を展開。ほかにも、脳活性化ツールとして、一般社団法人日本パズル協会の特別顧問に就任し、川畑式頭リハビリパズルとして木製パズルやペンシルパズルも販売。現在、全国各地3500カ所以上で使用され、2017年に創設した認知症対策の認定資格「ブレインマネージャー」のカードツールも市町村事業の中で大きく効果を発揮している。年間200回を超える講演活動のほか、メディアにも多数出演。『マンガでわかる! 認知症の人が見ている世界』シリーズ（文響社）など、著作も多数。

監修：内野勝行（うちの・かつゆき）

脳神経内科医　医療法人社団天照会理事長
金町駅前脳神経内科院長

帝京大学医学部医学科卒業後、都内の神経内科外来や千葉県の療養型病院副院長を経て、現在、金町駅前脳神経内科院長。脳神経を専門として、これまで約1万人の患者を診てきた経験をもとに、薬物治療だけでなく、栄養指導や介護環境整備、家族のサポートなどをふまえた積極的な認知症治療を行っている。毎年、千葉県内の小学校で、「万が一の事態に遭遇した場合どうしたらよいか？」を考えて実践するための「命を守る学習」を開催。『1日1杯 脳のおそうじスープ』（アスコム）など著作も多数。

マンガ：中川いさみ（なかがわ・いさみ）

漫画家

1989年に『週刊ビッグコミックスピリッツ』で連載をスタートした『クマのプー太郎』（小学館）が大ヒット。不条理ギャグブームの火付け役となり、1995年にはアニメ化もされた。2003年に朝日新聞広告賞を受賞。同作品のキャラクター「しあわせうさぎ」は今も人気が高く、2022年には「ほぼ日（ほぼ日刊イトイ新聞）」とのコラボーレションによる「しあわせうさぎ展」の開催などが行われた。朝日新聞土曜別刷り版『be』で自身の愛猫「ケダマ」との日常について描く『コロコロ毛玉日記』を連載中（2024年1月現在）。

ボケ、のち晴れ
認知症の人とうまいこと生きるコツ

発行日　2024年2月14日　第1刷

著者　川畑 智
監修　内野勝行
マンガ　中川いさみ

本書プロジェクトチーム
編集統括　柿内尚文
編集担当　菊地貴広
編集協力　庄子錬（エニーソウル）、増澤健太郎
デザイン　岩永香穂（MOAI）
本文イラスト　中川いさみ（gs）、たかまつかなえ（P195）
校正　柳元順子
DTP　安田浩也、野中賢（システムタンク）

営業統括　丸山敏生
営業推進　増尾友裕、綱脇愛、桐山敦子、相澤いづみ、寺内未来子
販売促進　池田孝一郎、石井耕平、熊切絵理、菊山清佳、山口瑞穂、吉村寿美子、矢橋寛子、遠藤真知子、森田真紀、氏家和佳子
プロモーション　山田美恵
講演・マネジメント事業　斎藤和佳、志水公美

編集　小林英史、栗田亘、村上芳子、大住兼正、山田吉之、大西志帆、福田麻衣
メディア開発　池田剛、中山景、中村悟志、長野太介、入江翔子
管理部　早坂裕子、生越こずえ、本間美咲
マネジメント　坂下毅
発行人　高橋克佳

発行所　株式会社アスコム

〒105-0003
東京都港区西新橋2-23-1　3東洋海事ビル
編集局　TEL：03-5425-6627
営業局　TEL：03-5425-6626　FAX：03-5425-6770

印刷・製本　中央精版印刷株式会社

Printed in Japan ISBN 978-4-7762-1328-4

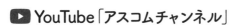